Darmgesund im Sport

Allgemeine Hinweise

Aus Gründen der besseren Lesbarkeit wird bei Personenbezeichnungen die männliche Sprachform verwendet. Gemeint ist sowohl die männliche als auch die weibliche und die diverse Form.

Das vorliegende Buch wurde sorgfältig erarbeitet. Dennoch erfolgen alle Angaben ohne Gewähr. Weder die Autoren noch der Verlag können für eventuelle Nachteile oder Schäden, die aus den im Buch vorgestellten Informationen resultieren, Haftung übernehmen.

Sollte diese Publikation Links auf Websiten Dritter enthalten, so übernehmen wir für deren Inhalte keine Haftung, da wir uns diese nicht zu eigen machen, sondern lediglich auf deren Stand zum Zeitpunkt der Erstveröffentlichung verweisen.

DR. CHRISTINA STEINBACH | DR. GEORG ABEL

DARMGESUND IM SPORT

Mit der richtigen Ernährung zu mehr Wohlbefinden und Leistung

Meyer & Meyer Verlag

Darmgesund im Sport

Bibliografische Information der Deutschen Nationalbibliothek
Die Deutsche Nationalbibliothek verzeichnet diese Publikation in der Deutschen Nationalbibliografie; detaillierte bibliografische Details sind im Internet über <http://dnb.d-nb.de> abrufbar.

Auckland, Beirut, Dubai, Hägendorf, Hongkong, Indianapolis, Kairo, Kapstadt,
Manila, Maidenhead, Neu-Delhi, Singapur, Sydney, Teheran, Wien
Member of the World Sport Publishers' Association (WSPA)
Gesamtherstellung: Print Consult GmbH, München

FSC www.fsc.org
MIX
Papier | Fördert gute Waldnutzung
FSC® C084279

ISBN 978-3-8403-7815-7
E-Mail: verlag@m-m-sports.com
www.dersportverlag.de

INHALT

VORWORT

Darmgesundheit bei Sportlern . . . ein Thema, das bei uns schon seit vielen Jahren auf dem Plan steht, aber leider von Athleten noch so wenig beachtet wird. Wir haben gemerkt, dass das Interesse am Thema in den letzten Jahren zugenommen hat. Immer mehr rückt der Darm in den Fokus von so vielen Erkrankungen. Man könnte schon meinen, der Darm ist an allem schuld oder ist die Lösung für alles. Ganz so einfach ist es natürlich nicht.

Wir beobachten auch mit Skepsis den immer größer werdenden Markt an Ergänzungen für Sportler, an Selbsttests und anderen Hilfsmitteln, die dem Athleten das Nonplusultra versprechen. Die Cashcow Darmgesundheit wird durch alle Themen getrieben.

Jetzt könntest du denken, ja und dieses Buch trägt doch auch dazu bei. Nein! Wir wollen dir nichts Unsinniges versprechen und vielleicht wirst du auch an der einen oder anderen Stelle vom Buch enttäuscht sein, weil wir dir den derzeitigen Stand der Wissenschaft aufzeigen und dieser nicht in dein Meinungsbild passt. Das nehmen wir gerne auf uns.

Wir wissen sehr wohl, dass du als Sportler, vielleicht sogar als Berufssportler, immer danach strebst, besser zu werden, dich zu optimieren, du alles dafür tun würdest, wenn es einfach ginge und wir wollen dich dabei auch sehr gerne unterstützen, aber nicht um jeden Preis.

Ja, der Darm ist für dich als Sportler wichtig und er soll und muss mehr in den Fokus gerückt werden. Doch wir möchten dir aufzeigen, wie du selbst mit einfachen Mitteln deine Darmgesundheit positiv beeinflussen kannst und was du als Sportler alles unternehmen kannst, dass du mehr Wohlbefinden und mehr Leistung in deinen (Sport-)Alltag bekommst.

Das Thema ist uns ein Herzensthema und wir freuen uns sehr, wenn du für dich Tipps mitnehmen kannst und du für dich individuelle Lösungen entwickeln kannst. Da wir auch immer im persönlichen Coaching mit Athleten Erfahrungen sammeln, geben wir diese auch gerne weiter.

Das Buch ist dein Handwerkskoffer und Nachschlagewerk. Und wenn du dann immer noch Fragen hast oder persönliche Unterstützung brauchst, sind wir gerne für dich da.

Auf der Website zum Buch haben wir dir noch weitere Infos zusammengestellt und auch die Möglichkeit, mit uns in Kontakt zu treten.

Schaue einfach mal vorbei auf www.darmgesundimsport.com

Und jetzt wünschen wir dir ganz viel Freude beim Lesen, beim Optimieren und bei noch mehr Wohlbefinden und Leistung in deinem Sportalltag.

Christina und Georg

EINLEITUNG

Eine aktuelle Recherche unter den Stichwörtern „gut microbiota and exercise" zeigt, dass es in den letzten 10 Jahren einen massiven Anstieg in der Anzahl der Publikationen im Kontext der intestinalen Mikrobiota und deren Einfluss auf die Gesundheit und Leistungsfähigkeit von Sportlern gab.

Das Interesse und die Bedeutung eines gesunden Magen-Darm-Trakts für die Gesundheit, das Wohlbefinden und die Leistungsfähigkeit von Sportlern scheint demnach in der Wissenschaft deutlich zuzunehmen. Auch bei Sportlern, Trainern, Coaches, Ernährungsfachkräften und Medizinern gelangt dieser Themenkomplex vermehrt ins Bewusstsein.

Darüber hinaus weisen Daten darauf hin, dass die Prävalenz von Magen-Darm-Problemen unter Sportlern 30-50 Prozent zeigt. Demnach leidet bis zu jeder zweite Sportler an Magen-Darm-Problemen. Insbesondere scheinen Ausdauersportler davon betroffen zu sein. Ist auch ein Großteil der auftretenden Beschwerden zwar zunächst nicht gesundheitsgefährdend, können sie dennoch meist zu stark eingeschränkter bzw. verminderter Leistungsfähigkeit führen. Ganz zu schweigen von dem physischen und psychischen Unwohlsein des Sportlers.

Die Hauptgründe für Magen-Darm-Beschwerden stammen meist aus der physiologischen und mechanischen Belastung während des Sports wie auch aus den Einflüssen der zugeführten Lebensmittel bzw. Ernährungsweise, insbesondere „um" den Sport herum und gegebenenfalls vorliegenden Erkrankungen oder Unverträglichkeiten.

Ist ein Sportler in der Lage, Probleme und Beschwerden im Magen-Darm-Trakt in den Griff zu bekommen, bringt dies neben dem körperlichen Wohlbefinden meist auch eine verbesserte oder erhöhte Leistungsfähigkeit mit sich. Oder andersherum formuliert: Ein gesunder Darm und eine gute Verdauung ist die Voraussetzung für sportliche Leistungsfähigkeit.

Die intestinale Mikrobiota oder umgangssprachlich „Darmflora" (wobei dieser Begriff heutzutage nicht mehr genutzt werden sollte, da es sich bei „unseren Mitbewohnern" um Mikroorganismen, die mit uns in Symbiose leben, und nicht um intestinale Pflanzen handelt), spielt dabei eine bedeutende Rolle.

In unserem Körper leben viel mehr Mikroorganismen, als menschliche Zellen vorhanden sind. Einerseits beeinflusst die Zusammensetzung dieser Mikroorganismen unsere eigene Gesundheit. Andererseits trägt ihre Stoffwechselaktivität dazu bei, dass unser eigener Stoffwechsel gut funktioniert.

Als zentrales Organ und Bestandteil unseres Verdauungsapparats steht die intestinale Mikrobiota in enger Verbindung mit unserem darmassoziierten Immunsystem und darüber hinaus auch mit unserem systemischen Immunsystem in Verbindung und hat somit auch Einfluss auf unsere Gesundheit und Leistungsfähigkeit. Darüber hinaus spielt die Darmmikrobiota eine wichtige Rolle bei der Verdauung und „Verwertung" aufgenommener Nährstoffe.

Schon Hippokrates wusste: „Der Darm ist die Wurzel der Gesundheit" oder: „Der Darm ist der Vater aller Trübsal."

Aus all diesen Gründen ist es unser Ziel, mit diesem Buch einigen Fragen auf den Grund gehen:

- Welche Rolle spielt die Magen-Darm-Gesundheit für den Sportler?
- Welches Potenzial birgt ein gesunder Magen-Darm-Trakt für den Sportler?
- Wie lassen sich mögliche belastungs- und ernährungsbedingte Beschwerden des Magen-Darm-Trakts des Sportlers vermeiden?

Das Buch soll dazu dienen, einen Überblick und ein Verständnis für die zentrale Rolle eines gesunden Magen-Darm-Trakts und der intestinalen Mikrobiota dem Sportler zu verschaffen sowie ihm praktische und leicht umsetzbare Handlungsempfehlungen für körperliches Wohlbefinden und Gesundheit sowie sportliche Leistungsfähigkeit und Vermeidungsstrategien bei typischen Beschwerden an die Hand zu geben.

> „Der Darm ist die Wurzel der Gesundheit."
>
> *Hippokrates*

Bevor wir richtig ins Thema einsteigen, möchten wir dir unsere VIPs vorstellen. Wir freuen uns sehr, dass wir Leistungssportler und ehemalige Leistungssportler gewinnen konnten, die über ihre Erfahrungen beim Thema Leistung, Darm und Ernährung berichten.

Du wirst im gesamten Buch immer wieder Statements von ihnen lesen. Warum? Wir wollen dir zeigen, dass du nicht alleine bist, wenn du vielleicht auch Probleme hast oder dein Darm nicht so will, wie du! Und dir aus erster Hand mitgeben, wie wichtig dein Darm auch für Wohlbefinden und optimale Leistungsfähigkeit ist.

Christina Obergföll und ihr Mann Boris Obergföll

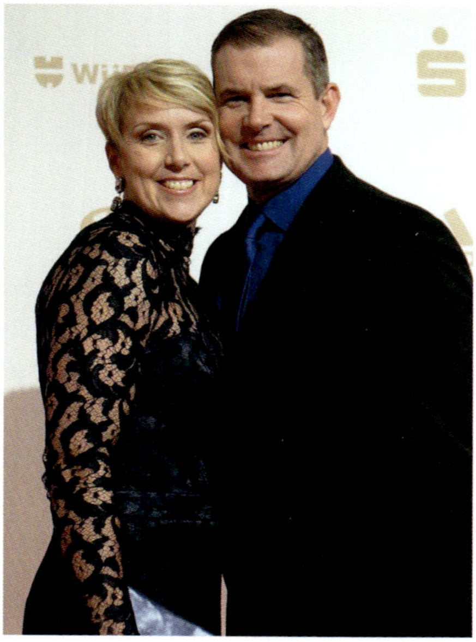

Christina Obergföll ist eine deutsche Speerwerferin, Olympiamedalliengewinnerin und Weltmeisterin. Sie wurde 1981 in Lahr im Schwarzwald geboren. Sie wurde viermal Deutsche Meisterin. Im Jahr 2005 war sie die erste Frau in Europa, die einen Speer über 70 m weit warf. Mit 70,2 m ist sie bis heute deutsche Rekordhalterin.

Obergföll ist bekannt für ihr ruhiges Auftreten und ihre Beständigkeit, beides hat ihr im Wettkampf gute Dienste geleistet. Sie gewann zweimal Silber bei den Olympischen Spielen in Peking 2008 und London 2012. Ihr größter Erfolg war die Goldmedaille bei der Weltmeisterschaft 2013 in Moskau.

Boris Obergföll ist ein Speerwerfer, der Deutschland bei den Olympischen Spielen und bei den IAAF-Weltmeisterschaften vertreten hat. Er ist der aktuelle Bundestrainer der deutschen Mannschaft. Obergföll wurde 1973 in Völklingen geboren und begann seine Karriere als Speerwerfer in den 1990er-Jahren. Seine aktive zeit bestritt er unter dem Namen Boris Henry.

Seine erste internationale Medaille, eine Bronzemedaille, gewann er bei den Leichtathletik-Weltmeisterschaften 1995. Er war deutscher Meister in den Jahren 1995, 1997, 1998, 2000, 2003 und 2004. Seine persönliche Bestleistung liegt bei 90,44 Metern (Linz, Österreich). Er nahm an den Olympischen Spielen 1996, 2000 und 2004 teil. Seit 2008 ist er leitender Bundestrainer der deutschen Mannschaft.

Evi Sachenbacher-Stehle

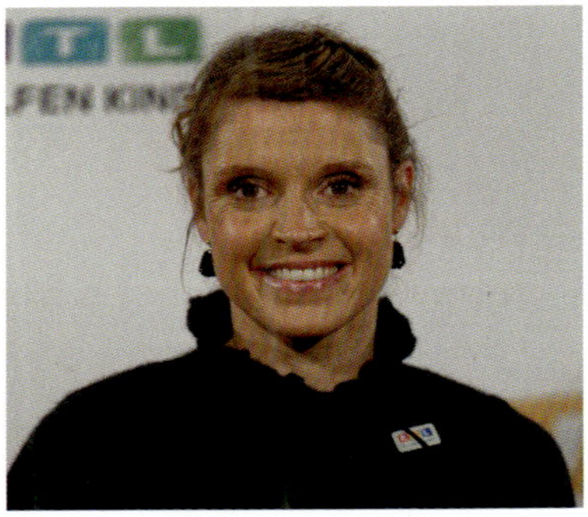

Evi Sachenbacher-Stehle ist eine deutsche Skilangläuferin und ehemalige Biathletin. Sie nahm an den Olympischen Winterspielen 2002, 2006 und 2010 teil und gewann insgesamt drei Medaillen.

Im Jahr 2002 gewann sie eine Goldmedaille im Teamsprint. Vier Jahre später gewann sie eine Silbermedaille in der 4 x 5-Kilometer-Staffel und eine Bronzemedaille im 15 Kilometer Einzelrennen. Bei den Spielen 2010 gewann sie eine Silbermedaille in der 4 x 5-Kilometer-Staffel.

Sachenbacher-Stehles olympische Erfolge haben dazu beigetragen, ihren Platz als eine der erfolgreichsten deutschen Sportlerinnen zu festigen. Neben ihren drei olympischen Medaillen hat sie auch fünf Weltmeistertitel und zwei Europameistertitel gewonnen.

Lisa Gerß

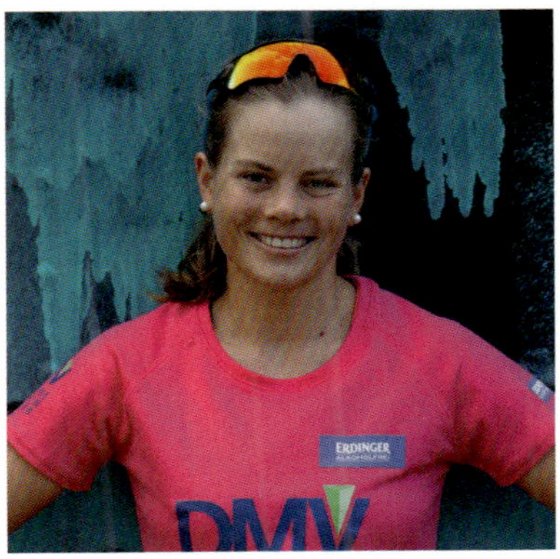

Lisa Gerß ist aktive Profitriathletin und Ernährungswissenschaftlerin, ihre bis jetzt größten Erfolge sind der Aufstieg in die erste Triathlon-Bundesliga, der erste Platz beim Frankfurter City Triathlon 2021 und der erste Platz bei der Mitteldistanz Triathlon (1,9 km - 90 km - 21,2 km) Challenge Herning 2021. Mehrere Top-Ten-Platzierungen in nationalen und internationalen Triathlonrennen kann sie ebenfalls als Erfolge aufzählen.

Sie sagt selbst von sich, dass sie ihren ersten Pokal nicht gewonnen habe, „weil ich die Schnellste oder Beste war, sondern in der Kategorie ‚Trainingsfleißigste'". Bis zu ihrem 18. Lebensjahr war sie als Ruderin im Leistungssport aktiv, dann hängte sie diesen an den Nagel und machte Sport nur noch „just for fun". Doch nach ein paar Jahren kam die Wettkampflust zurück.

Nach einem Marathon kam der erste Triathlon, dann die erste Mitteldistanz und so weiter. „Der Wettkampfsport hatte mich zurück! Und so weiß ich heute, dass der Sport zu mir gehört. Es macht mir unglaublich große Freude, täglich an meinen Zielen und Träumen mit viel Herzblut und Leidenschaft zu arbeiten."

Berno Donath

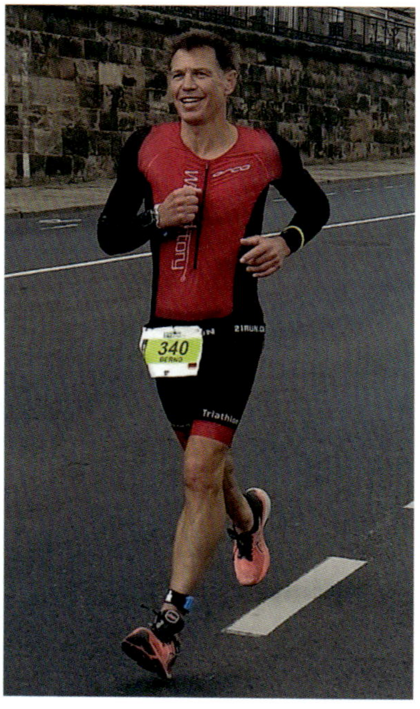

Berno Donath ist Sportlehrer und begeisterter Triathlet.

Geboren 1971, hat er vor etwa 15 Jahren angefangen, an Triathlonwettbewerben teilzunehmen. Im Laufe der Jahre hat Berno einige großartige Erfolge erzielt, darunter mehrere Top-Ten-Platzierungen in seiner Altersklasse bei Mitteldistanzrennen (zuletzt den 21. Platz beim Mitteldistanztriathlon in Duisburg) und zahlreiche Podiumsplätze bei olympischen Distanzrennen.

Er sagt von sich selbst: „Besonders stark bin ich in den Schwimm- und Laufdisziplinen – ich schwimme seit meinem siebten Lebensjahr bei Wettkämpfen, habe also eine gute Technik und kann in der Regel in einem Rennen mithalten, auch wenn ich nicht viel Zeit zum Trainieren habe."

Das Radfahren ist die Disziplin, die er am wenigsten mag. „Ich habe einfach nicht den gleichen Umfang und die gleiche Lust, auf dem Rad zu trainieren wie beim Schwimmen und Laufen. Das wird sich hoffentlich eines Tages ändern!"

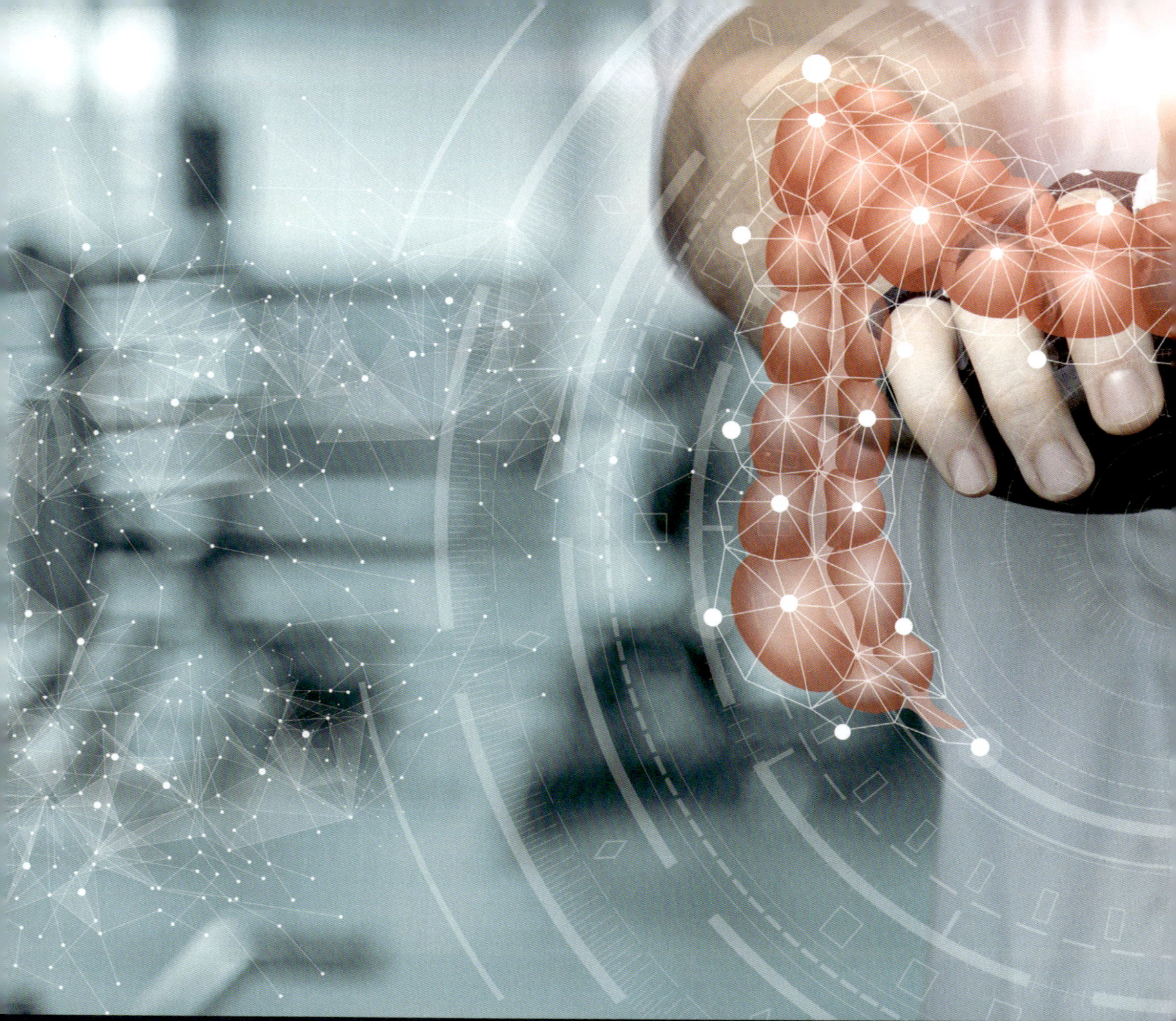

KAPITEL I

DER DARM – UNSER PARTNER FÜR MEHR LEISTUNG

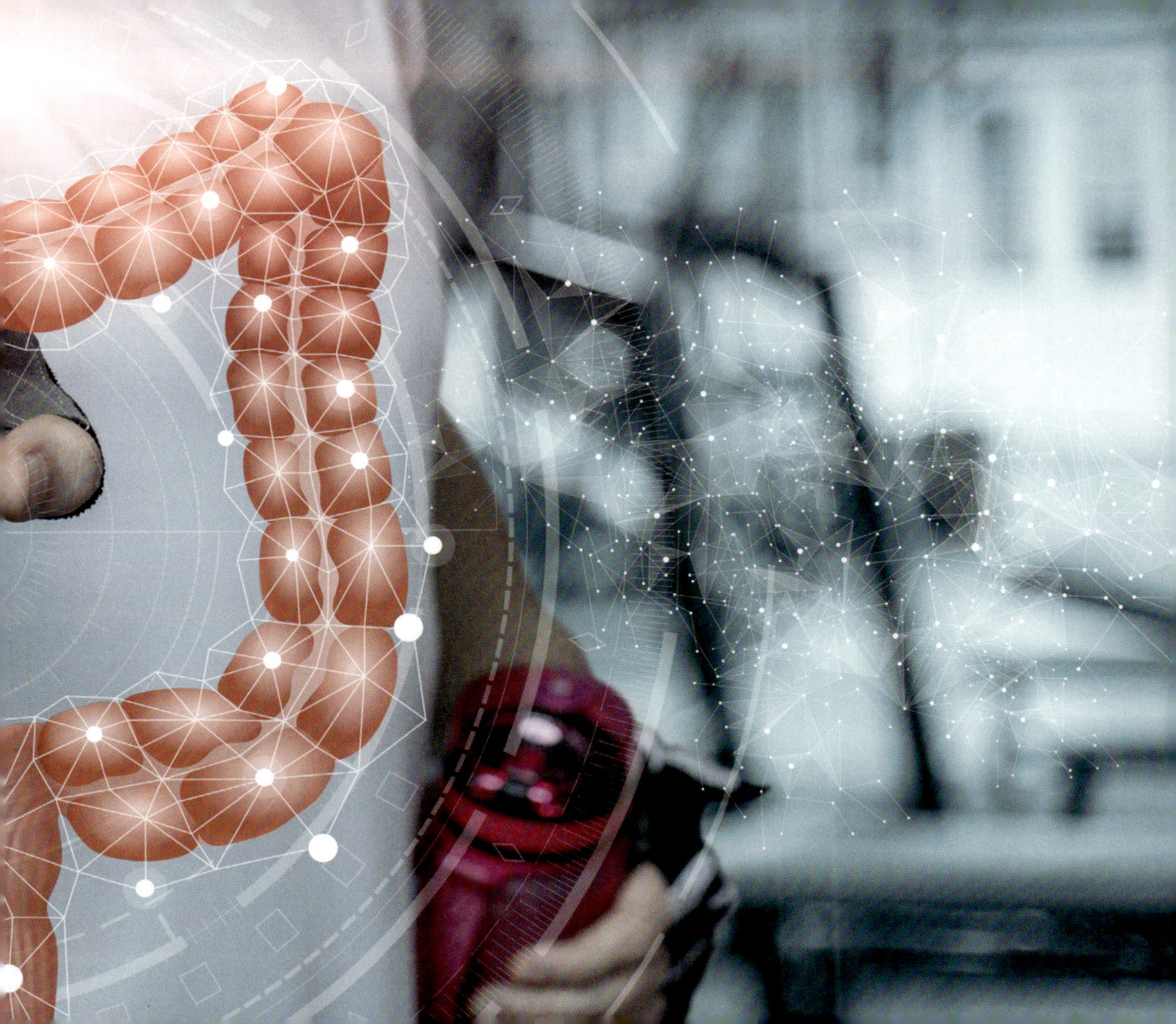

Der Magen-Darm-Trakt (abgekürzt GIT, Gastro-Intestinal-Trakt) ist ein bedeutender Teil unseres Körpers, denn er versorgt alle Zellen im Körper mit Nahrung und Wasser und nimmt Nährstoffe aus dem auf, was wir essen oder trinken. Außerdem hilft er dabei, unerwünschte Substanzen abzutransportieren.

Es gibt viele verschiedene Nährstoffe, die der Körper braucht, um richtig zu funktionieren. Dazu gehören Vitamine, Mineralstoffe, Kohlenhydrate, Fette und Proteine. Jeder dieser Nährstoffe spielt eine wichtige Rolle für die Gesunderhaltung des Körpers. Aber nicht alle Nährstoffe sind gleich. Einige Nährstoffe sind für die Gesundheit unerlässlich, während andere für den Körper sogar schädlich sein können.

Beim Abbau bzw. Verstoffwechseln von Lebensmitteln und Nährstoffen entstehen Abbauprodukte (Metabolite). Diese Produkte können entweder nützlich oder schädlich für den Körper sein.

Einige Abbauprodukte, wie z. B. Glukose und Aminosäuren sowie essenzielle Fettsäuren (Omega-3-Fettsäuren), sind für das reibungslose Funktionieren des Körpers unerlässlich. Andere Abbauprodukte, wie Harnstoff und Harnsäure, können dem Körper schaden, wenn sie sich in zu großen Mengen ansammeln. Auch Glukose in zu großen Mengen kann dem Körper schaden, wenn sie bei einem Überangebot in Fett umgewandelt und im Fettgewebe gespeichert wird.

Das bedeutet, dass jede Veränderung im Magen-Darm-Trakt Auswirkungen darauf haben kann, wie gesund du bist. Das Verständnis darüber ist wichtig, bevor wir tiefer in die Diskussion über die Wechselwirkungen zwischen Ernährung, Darm, Training und Leistung einsteigen.

DAS IST DEIN DARM UND SO FUNKTIONIERT ER

Der menschliche Darm ist ein komplexes und faszinierendes System, das eine wichtige Rolle für unsere allgemeine Gesundheit spielt. Er hilft nicht nur dabei, die Nährstoffe, die wir zur Energiegewinnung und Aufrechterhaltung der Körperfunktionen brauchen, zu verdauen und aufzunehmen, sondern schützt uns auch vor schädlichen Bakterien und Giftstoffen. Folglich hat der Darm einen erheblichen Einfluss auf unsere sportliche Leistung.

Wenn er richtig funktioniert, hilft er bei der Regulierung des Blutzuckerspiegels und versorgt uns mit dem Treibstoff, den wir brauchen, um ein Training durchzustehen. Außerdem hilft der Darm, uns hydriert zu halten, indem er Wasser aus der Nahrung aufnimmt, die wir essen und trinken.

Der menschliche Magen-Darm-Trakt ist eine lange, gewundene Röhre, die am Mund beginnt und am Anus endet. Der Darm ist die größte Kontaktfläche mit der Außenwelt. Früher nahm man sogar an, dass die Fläche bis zu 400 Quadratmeter groß wäre, das hat sich so nicht ganz bestätigt. Derzeit geht man davon aus, dass es circa 80 Quadratmeter sind, im Vergleich dazu hat die Haut nur circa zwei Quadratmeter.

Der Darm beherbergt circa zwei Kilogramm Bakterien und fast 80 Prozent der Immunzellen. Er ist somit auch der aktivste Ort der Nährstoffaufnahme und der Immunaktivität im Körper.

Der Darm ist mit einer einzigartigen Schicht von Epithelzellen ausgekleidet, die ständig erneuert werden. Diese Zellen bilden eine Barriere gegen das Eindringen schädlicher Mikroorganismen und lassen gleichzeitig Nährstoffe und andere Moleküle passieren. Im Darm gibt es auch Immunzellen, die dazu beitragen, den Körper vor Infektionen zu schützen.

Außerdem beherbergt der Darm eine große Anzahl von Mikroorganismen (10^{14}, mehr als körpereigene Zellen), die eine wichtige Rolle bei der Verdauung und der Immunität spielen. Alle diese Eigenschaften machen den Darm zu einem wichtigen Organ, das den Körper vor Schäden schützt und die Gesundheit und das Wohlbefinden wesentlich mitbeeinflusst.

Neben dem Darm gibt es eine Reihe von Organen, die eine wichtige Rolle bei der Verdauung der Nahrung und der Aufnahme von Nährstoffen spielen. Dazu gehören die Speiseröhre, der Magen, der Pankreas und die Leber.

INFOBOX **Der Gastro-Intestinal-Trakt**

Der Gastro-Intestinal-Trakt (GIT) dient der Überführung von Nahrung in absorbierbare Nahrungsbestandteile/Nährstoffe, die über das Blut und die Lymphe im Körper verteilt werden. Folgende Abschnitte zählen zum GIT: Mundhöhle, Speiseröhre, Magen, Dünndarm (Duodenum, Jejunum, Ileum) und Dickdarm (Colon, Rektum, Anus). Zudem zählen die Mundspeichel- und Pankreasdrüse sowie die Gallenblase und die Leber zu den wichtigsten Nebenorganen der Verdauung.

Der Mund ist der Anfang des Verdauungstraktes. Der Verdauungsprozess beginnt hier, wo die Nahrung durch Kauen und Speichel zerkleinert wird. Der Speichel enthält Enzyme, die Kohlenhydrate aufspalten und sie so leichter verdaulich machen.

Es ist spannend, dass sich in den letzten Jahren immer mehr interessante Ideen zum Einsatz von Kohlenhydraten über die Möglichkeit von Mundspülungen mit Zucker etabliert haben. Hier sehen wir, dass dieses erste Organ im Verdauungsprozess einen wichtigen Anteil an der Energiebereitstellung hat.

Bei kurzen sportlichen Aktivitäten reicht es daher oft aus, dass Kohlenhydrate über den Mund aufgenommen werden. Wird auch wahrscheinlich maximal ein Bruchteil der Kohlenhydrate aufgenommen, sorgt der „süße" Geschmack im Mund dafür, die Leistung positiv zu beeinflussen.

INFOBOX **Tipp bei Heißhunger auf Süßes**

Anstatt bei Heißhunger auf Zucker direkt zu schnell verfügbaren und leicht verdaulichen Kohlenhydraten zu greifen, versuche einmal, stattdessen lieber je nach Hungergefühl einen Bissen oder eine kleine Portion einer „gesunden" Kohlenhydratquelle wie Kartoffeln, Vollkornnudeln, -reis oder -brot langsam und gründlich zu kauen, sodass die Nahrung gut zersetzt wird, du etwas für den süßen „Geschmack" bekommst und so deinem Heißhunger entgegenwirken kannst.

Das Gute daran ist zudem, dass du langsamer isst und nicht unkontrolliert in Eile eine vielleicht übermäßige Energiemenge zuführst.

Das nächste Organ im Verdauungstrakt ist **die Speiseröhre**, die den Nahrungsbrei weiter nach unten transportiert. Sie stellt somit ein Transportorgan dar.

Viele Jahre dachte man, dass das nur alleine mit der Schwerkraft passiert. Doch hast du schon einmal im Handstand etwas gegessen? Ja! Das funktioniert. Wenn es nur Schwerkraft wäre, die den Transport meistert, würde nichts im Handstand weiterkommen. Wir wissen mittlerweile, dass die Speiseröhre das Essen auch aktiv weitertransportiert, dass es im Magen landen kann.

Auf die Speiseröhre folgt **der Magen**, in dem die Nahrung mit Magensäure und Enzymen vermischt wird. Die Magenschleimhaut produziert Säuren und Enzyme, die die Nahrung weiter aufspalten. Im Magen beginnt die Verdauung der Proteine und Fette.

Proteine werden durch Enzyme, die Proteasen, verdaut, während Fette durch Lipasen abgebaut werden.

Durch die Zusammensetzung des Essens bzw. der Mahlzeit kann die Magenverweildauer direkt beeinflusst werden. Mahlzeiten mit Fett liegen „schwerer im Magen" und brauchen länger, bis sie weitertransportiert werden. Auch Mahlzeiten mit Proteinen bleiben länger liegen und machen somit auch länger satt.

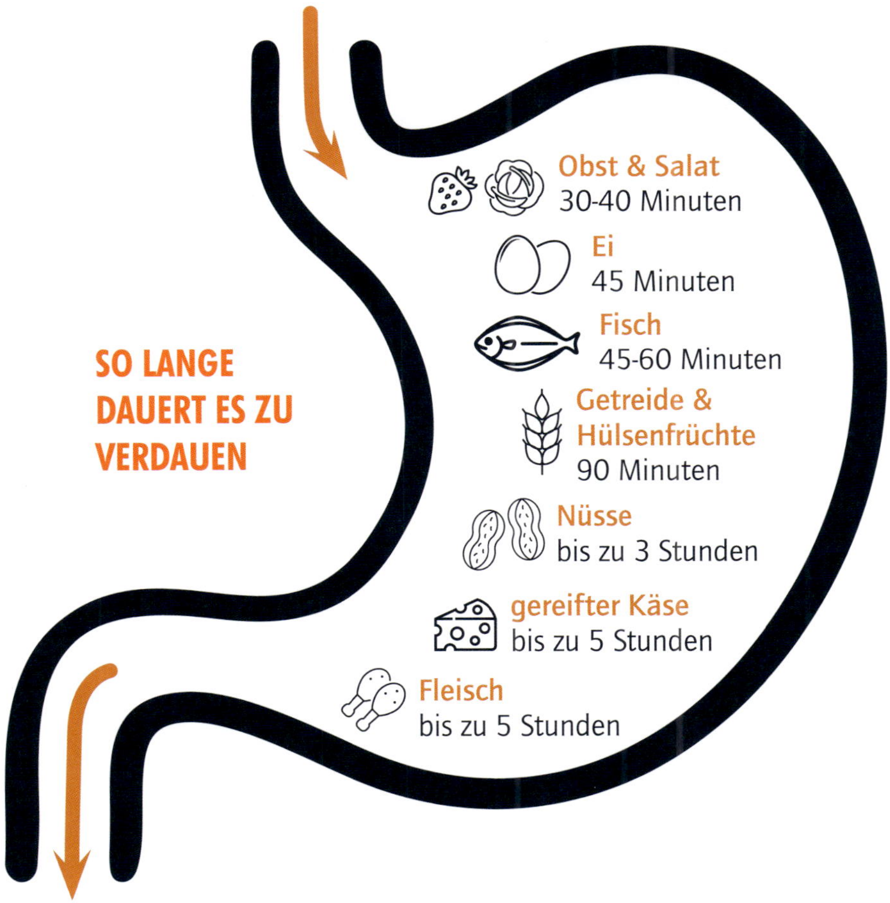

INFOBOX **Absorption vs. Verdauung**

Die Verdauung ist der Prozess, bei dem die Nahrung in kleine Bestandteile zerlegt wird, die vom Körper aufgenommen werden können. Die Absorption ist der Prozess, bei dem diese Bestandteile durch die Darmwand in den Blutkreislauf aufgenommen werden. Diese beiden Prozesse zusammen ermöglichen es dem Körper, die benötigten Nährstoffe aus der Nahrung aufzunehmen.

Kurz gesagt: Die Absorption ist der Prozess, bei dem die Nährstoffe aus der Nahrung aufgenommen werden, während sie das Verdauungssystem durchlaufen, während die Verdauung die mechanischen und chemischen Prozesse bezeichnet, die die Nahrung in diese Nährstoffe aufspalten.

Der Mageninhalt wird dann häppchenweise weiter in den Dünndarm befördert, wo das Essen weiter verdaut und die Nährstoffe absorbiert werden.

Der Verdauungsprozess setzt sich **im Dünndarm** fort, wo die Nährstoffe in den Körper aufgenommen werden. Der Dünndarm ist der Hauptort der Verdauung und Nährstoffaufnahme. Hier werden Kohlenhydrate, Proteine und Fette in den Blutkreislauf aufgenommen.

Enzyme, die von der Bauchspeicheldrüse und der Dünndarmschleimhaut produziert werden, vervollständigen die Aufspaltung von Kohlenhydraten, Proteinen und Fetten. Vitamine, Mineralstoffe und Wasser werden durch die Dünndarmwände in den Blutkreislauf aufgenommen und im Körper über die Blutbahn verteilt.

Schließlich nimmt **der Dickdarm** noch letzte Reste Wasser und Mineralien aus der Nahrung auf, die im Dünndarm nicht verdaut wurden. Die unverdaulichen Reste der Nahrung, die Ballaststoffe, wandern ohne direkte Verdauung durch den Dickdarm, wo sie schließlich ausgeschieden werden.

Den im Dickdarm ansässigen Mikroorganismen dienen Ballaststoffe als Nahrung. Das ist für uns sehr wichtig, denn sie produzieren daraus neue Stoffwechselprodukte, die wir nutzen können.

Im Falle der Kohlenhydrate werden für den Körper zum Beispiel kurzkettige Fettsäuren gebildet. Diese können dann wieder als Energie genutzt werden. Gleichzeitig sorgen diese für ein saures Darmmilieu, welches das Wachstum von „krank machenden" Bakterien unterdrücken kann. Alle unverdauten Nahrungsbestandteile werden schließlich über den Stuhl ausgeschieden.

Entlang des „Rohres" haben wir jetzt noch helfende Organe für die Verdauung.

Zum einen **die Bauchspeicheldrüse**. Die Bauchspeicheldrüse ist eine lange, flache Drüse, die unter dem linken Rippenbogen sitzt. Sie produziert mehrere wichtige Hormone, darunter Insulin, Glukagon und Somatostatin. Diese Hormone sind ganz aktiv an der Regulation des Blutzuckers beteiligt und somit auch an unserem Hunger- und Sättigungsgefühl. Die Bauchspeicheldrüse hilft bei der Regulierung des Blutzuckerspiegels, indem sie diese Hormone in den Blutkreislauf abgibt.

Die Bauchspeicheldrüse besteht aus zwei Hauptgewebetypen, dem exokrinen und dem endokrinen Gewebe. Das *exokrine* Gewebe (*exo* bezeichnet alles, was nach außen abgegeben wird) produziert Enzyme, die bei der Verdauung der Nahrung helfen, während das *endokrine* Gewebe (*endo* bezeichnet alles, was im Körper bleibt) Hormone produziert. Diese beiden Gewebearten sind in der gesamten Drüse miteinander verwoben.

Zum anderen haben wir noch **die Leber mit der Gallenblase**. Die Leber ist ein kleines, aber wichtiges Organ, das sich auf der rechten Seite des Bauches befindet. Sie hat eine Vielzahl von Funktionen, darunter die Filterung von Giftstoffen aus dem Blut, die Speicherung von Nährstoffen und die Produktion von Galle. Die Galle ist eine gelblich-grüne Flüssigkeit, die dabei hilft, Fette im Dünndarm aufzuspalten.

Die Leber spielt auch eine wichtige Rolle im Stoffwechsel und reguliert den Zuckergehalt im Blut, indem sie Zucker aufnehmen oder abgeben kann, je nachdem, wie hoch der Blutzuckerspiegel aktuell ist und wie hoch der Bedarf ist. Darüber hinaus ist die Leber für den Abbau von Alkohol und anderen Drogen verantwortlich.

WO PASSIERT WAS

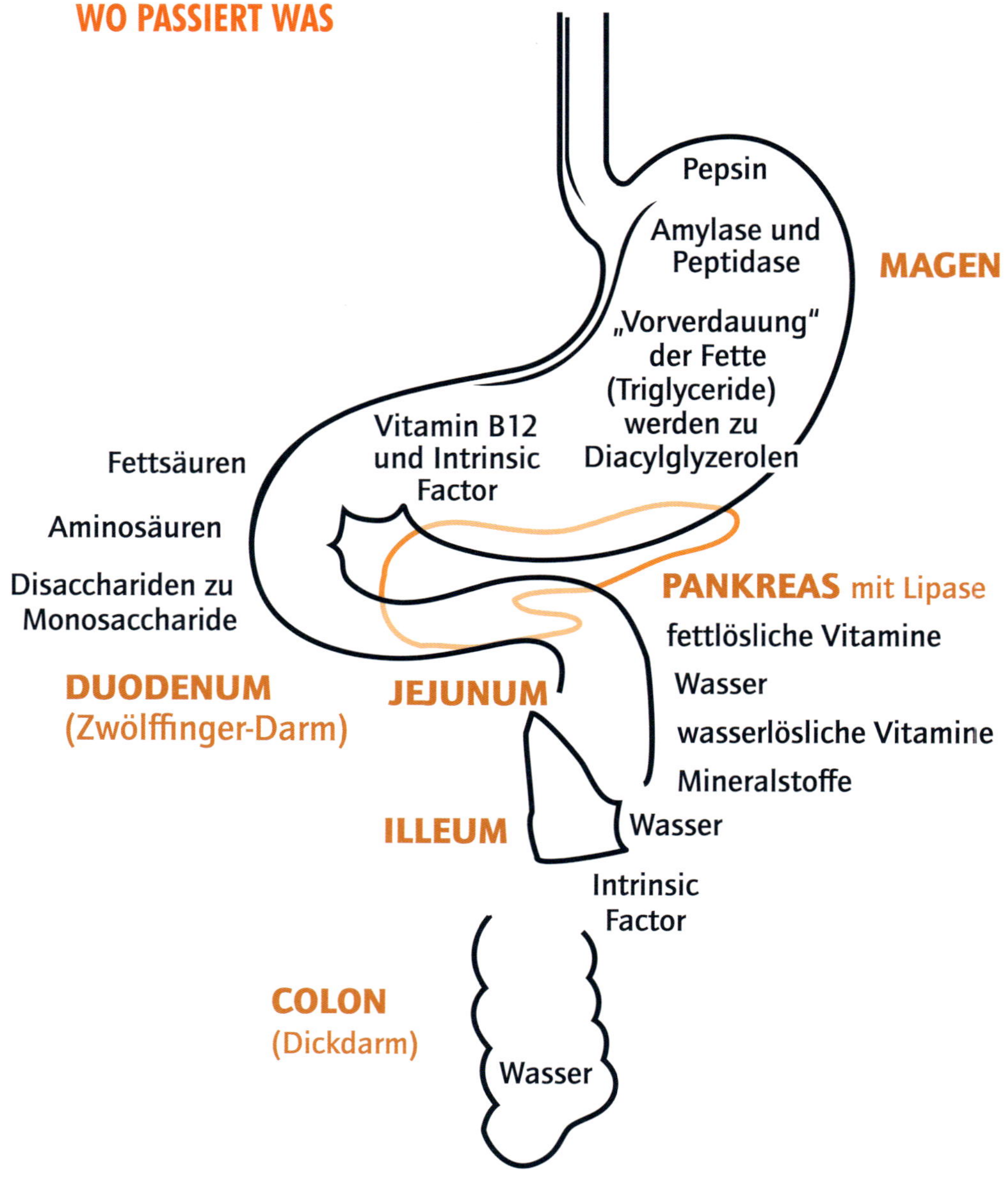

Der Darm in seiner Gesamtheit spielt neben dem Erhalt der Gesundheit eine wichtige Rolle für die sportliche Leistung. Die Ernährung ist für Sportler lebenswichtig, und der Darm sorgt dafür, dass die Nährstoffe richtig aufgenommen werden. Der Darm hilft auch bei der Regulierung der Körpertemperatur und des Flüssigkeitshaushalts. Das ist besonders wichtig bei Ausdauersportarten, wo die Sportler die durch Schwitzen verlorene Flüssigkeit ersetzen müssen.

Vielen Menschen ist die Bedeutung des Darms für die Gesundheit nicht klar. Er ist nicht nur für die Verdauung der Nahrung und die Aufnahme von Nährstoffen zuständig, sondern hilft auch, die Funktion des Immunsystems zu regulieren und vor schädlichen Bakterien und Viren zu schützen. Gerade (Leistungs-)Sportler haben über die meist hohen Belastungen und Intensitäten, die sie in Trainingseinheiten oder auch Wettkämpfen umsetzen, häufig eine eingeschränkte Funktion des Immunsystems. Der gesamte Immunstatus sinkt.

Da die Grundlage für sportliche Leistungsfähigkeit eine Kontinuität im Training darstellt, um nötige Anpassungsprozesse durch Trainingsreize zu erzielen, ist ein „gut" funktionierendes Immunsystem zur Abwehr von Krankheit/Infekten essenziell.

VIP: EVI SACHENBACHER-STEHLE

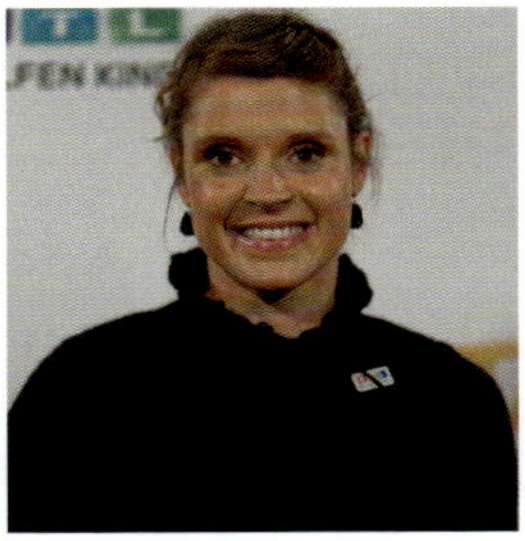

„Ein gutes Immunsystem ist für einen Sportler, ob Freizeit- oder Leistungssportler, das A und O. Und da der Darm ganz eng mit dem Immunsystem verbunden ist, lag mein Fokus auch darauf.

Vor allem in der Wettkampfphase habe ich gemerkt, wie wichtig es ist, die ‚richtigen' Lebensmittel zu sich zu nehmen. Nur wenn es meinem ‚Bäuchlein' gut ging, war ich auch leistungsfähig."

Exkurs: Das Immunsystem unseres Körpers

Dein Immunsystem ist ein komplexes System aus Zellen, Geweben und Organen, die zusammenarbeiten, um deinen Körper vor Infektionen zu schützen.

Es gibt zwei Haupttypen der Immunität: die angeborene Immunität, mit der du geboren wirst, und die erworbene Immunität, die du im Laufe der Zeit entwickelst.

Die *angeborene* Immunität ist die erste Verteidigungslinie gegen Infektionen und umfasst physische Barrieren wie Haut und Schleimhaut sowie chemische Abwehrkräfte wie die Magensäure sowie unter anderem die natürlichen Killerzellen.

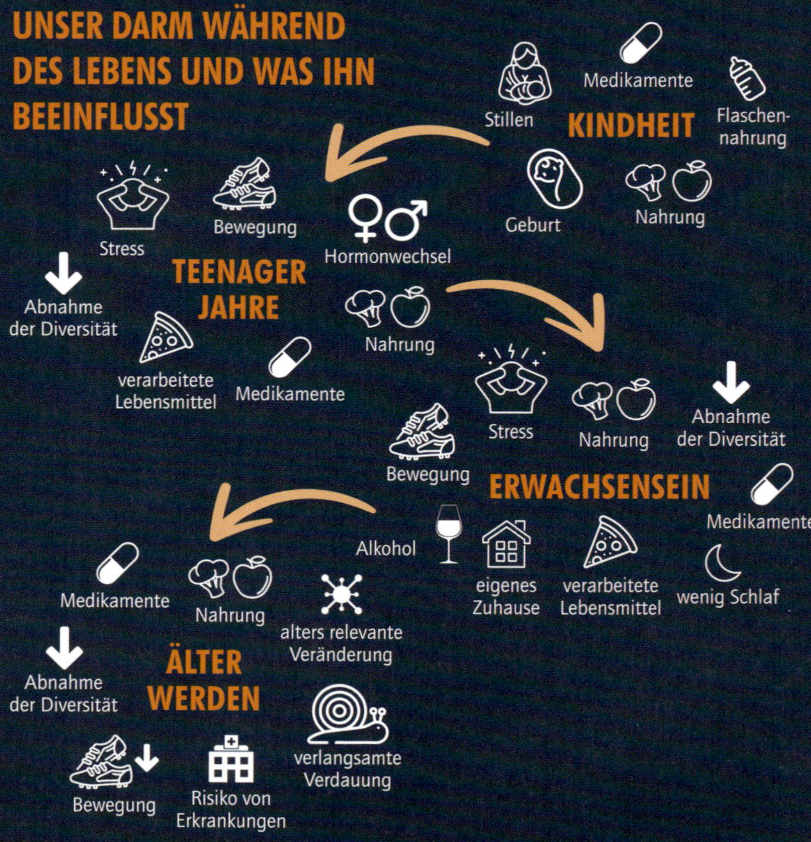

Die *erworbene* Immunität ist spezifischer und gezielter und entwickelt sich mit der Zeit als Reaktion auf bestimmte Infektionen.

Das Immunsystem verändert sich ständig und passt sich an, um den Körper besser vor Infektionen zu schützen. Wenn du mit einem neuen Krankheitserreger in Kontakt kommst, bildet dein Körper eine spezifische Immunantwort gegen diesen Erreger.

Mit der Zeit merkt sich dein Körper (Gedächtniszellen), wie er den Erreger bekämpfen kann, wenn du ihm wieder ausgesetzt bist. Deshalb kannst du manche Krankheiten nur einmal bekommen, wie Windpocken oder Masern. Das ist auch der Grund, warum du Auffrischungsimpfungen für einige Impfungen wie Tetanus oder Grippe brauchst.

Die Auffrischungsimpfungen helfen deinem Körper, sich daran zu erinnern, wie er den jeweiligen Erreger bekämpfen kann, damit du geschützt bist, wenn du ihm wieder ausgesetzt bist.

Bewegung und Sport sind gute Möglichkeiten, das Immunsystem aufrechtzuerhalten. Tatsächlich haben Studien gezeigt, dass Menschen, die regelmäßig Sport treiben, seltener krank werden als Menschen, die gar nicht oder nur selten Sport treiben. Doch die Häufigkeit und auch die Intensität macht den Unterschied.

Je intensiver Sport betrieben wird, desto eher nachteilig wird es wieder für unser Immunsystem. Körperliche Aktivität kann sowohl positive als auch negative Auswirkungen auf das Immunsystem haben. Zum Beispiel bekommen Sportler oft mehr Erkältungen, wenn sie intensiv trainieren, aber Menschen, die regelmäßig moderat trainieren, neigen dazu, weniger Infektionen zu haben als inaktive Menschen. Wenn Menschen gestresst sind, verändert sich ihr Immunsystem ebenfalls. Die Anzahl und Funktion der weißen Blutkörperchen verändert sich.

Die Stressreaktion beeinträchtigt das Immunsystem auch auf andere Weise. Forscher gehen heute davon aus, dass diese Beeinträchtigung des Immunsystems das Risiko für Infektionen erhöht.

Jüngste Studien um die Forschergruppe von Dimitrov und Gleeson haben jedoch gezeigt, dass körperliche Aktivität dazu beitragen kann, Entzündungen zu verringern. Dies kann dazu beitragen, der Entstehung chronischer Krankheiten vorzubeugen.

Die Wissenschaft (siehe bei Bull et al.) empfiehlt zur Förderung und Erhaltung der Gesundheit mindestens 150 Minuten Sport pro Woche, am besten ein Mix aus Kraft- und Ausdauertraining, durchzuführen. Es ist wichtig, eine gesunde Balance zu halten, sofern wir nicht in einem Leistungssport verankert sind. Das bedeutet, dass mein Risiko für Infekte sowohl bei zu wenig Sport als auch bei zu viel Sport erhöht ist.

INFOBOX Open-Window-Effekt

Der **Open-Window-Effekt** ist das erhöhte Infektionsrisiko nach sportlicher Belastung. Das liegt daran, dass das körpereigene Immunsystem während des Sports unterdrückt wird, wodurch Krankheitserreger leichter in den Körper eindringen können.

Es hat sich gezeigt, dass die Einnahme von Probiotika das Risiko der Häufigkeit und Dauer von Infektionen bei Sportlern verringert, möglicherweise durch die Stärkung des Immunsystems. Daher können Probiotika dazu beitragen, das Infektionsrisiko nach dem Sport zu verringern.

DER DARM, DIE NÄHRSTOFFE UND DER SPORT

Die Energie, die wir für den Sport brauchen, stammt aus unserem Essen. Sobald die Nahrung verdaut und im Darm absorbiert wurde, gelangt sie in den Blutkreislauf und wird unter anderem zu den Muskeln transportiert. In den Muskeln werden die Nährstoffe, die uns Energie liefern, also vorrangig Kohlenhydrate und Fette, zur Produktion von ATP (Adenosintriphosphat) verwendet, der zentralen Energiequelle für die Muskelkontraktion und alle Stoffwechselprozesse in unserem Körper.

Wenn wir Sport treiben, können wir verschiedene Energiequellen für uns nutzen. Wir können Kohlenhydrate, Fette und auch Proteine für die Energiebereitstellung nutzen. Kohlenhydrate und Fette werden primär genutzt und Proteine nur in „Notsituationen" (Das soll auch so sein!).

Es gibt drei Hauptanlässe, bei denen dein Körper Proteine als Energielieferanten nutzt:

1. bei lang andauernden Ausdaueraktivitäten (besonders ohne Verpflegung), beim Nahrungsverzicht (Fasten);
2. beim Übergang von kohlenhydrathaltiger Ernährung zu kohlenhydratfreier Ernährung oder
3. bei einer dauerhaft sehr kohlenhydratarmen Ernährung (meist zu Beginn der Fall oder wenn zu wenig Fette gegessen werden, wenn genug Proteine zugeführt werden über die Nahrung, ist das kein Problem).

Bei Ausdaueraktivitäten wie Laufen oder Radfahren fängt dein Körper nach etwa 90 Minuten an, Eiweiß zur Energiegewinnung zu nutzen, wenn keine Energie von außen zugeführt wird. Das liegt daran, dass deinem Körper das Glykogen (die gespeicherte Form von Kohlenhydraten) ausgeht und er beginnt, Muskelgewebe zur Energiegewinnung abzubauen.

Die Verwendung von Eiweiß als Energiequelle sollte immer vermieden werden und kann zu Ermüdung und Leistungseinbußen führen und ist daher nicht ideal, kann aber passieren, wenn du nicht ausreichend Kohlenhydrate während der Belastung zu dir nimmst oder du bereits mit leeren Energiespeichern den Sport beginnst.

Wenn du fastest oder dich sehr kohlenhydratarm ernährst, greift dein Körper auch auf Eiweiß als Energieträger zurück. Diesmal wird er Muskelgewebe abbauen und Aminosäuren in Glukose umwandeln, um deinen Blutzuckerspiegel stabil zu halten. Auch das ist nicht ideal, denn es kann zu Müdigkeit, Muskelabbau und anderen Problemen führen. Zudem werden auch weitere Körpergewebe und -zellen zur Bereitstellung von Proteinen verwendet, wie z. B. Immunzellen.

Du solltest bei lang andauernden Belastungen ab einer Dauer von 90 Minuten auf eine ausreichende Kohlenhydratzufuhr achten und/oder im Anschluss an die Aktivität ausreichend Proteine, 20-30 Gramm über die nächste Mahlzeit oder einen Snack oder ein Supplement zuführen. Während der Belastung solltest du 30-60 Gramm Kohlenhydrate pro Stunde zuführen.

Wenn du versuchst, Muskeln aufzubauen, benötigt dein Körper Eiweiß in Form von Aminosäuren als Baustoff. Um Muskeln aufzubauen, solltest du je nach Intensität und Volumen deines Trainings mindestens 1,2 Gramm Protein pro Kilogramm Körpergewicht und bis zu zwei oder 2,5 Gramm Protein pro Kilogramm Körpergewicht über die Nahrung zuführen. So kann der Körper die Aminosäuren nutzen und Muskelzellen aufbauen.

Zudem ist es wichtig, dann auch eine positive Energiebilanz zu erreichen, das heißt, mehr Energie über das Essen zuzuführen, als benötigt wird, sodass mit dem Energieüberschuss neues Körpergewebe (Muskeln) aufgebaut werden kann.

Die Energiemenge, die wir aus jeder Brennstoffquelle gewinnen, hängt davon ab, wie viel Sauerstoff für unsere Muskeln verfügbar ist und hängt damit direkt mit der Belastungsintensität, dem Trainingszustand und der Belastungsdauer zusammen. Nur wenn ausreichend Sauerstoff zur Verfügung steht, können unsere Zellen Fett zur Energiegewinnung nutzen. Wenn wir keinen Sauerstoff oder nur wenig zur Verfügung haben, dann kann der Körper nur auf Kohlenhydrate als Energiequelle zurückgreifen.

INFOBOX Ketonkörper

Ketonkörper sind im Prinzip kurzkettige Fettsäuren, die von der Leber in Zeiten des Nahrungsverzichts oder der Kohlenhydratrestriktion produziert werden. Die drei Ketonkörper sind **Acetoessigsäure**, **Beta-Hydroxybutyrat** und **Aceton**. Sie werden über das Blut zu den Geweben transportiert, die sie zur Energiegewinnung nutzen.

Ketonkörper sind eine effizientere Energiequelle als Glukose und können von allen Geweben im Körper, einschließlich des Gehirns, genutzt werden. Außerdem helfen Ketonkörper dabei, Muskelprotein zu schonen und Entzündungen zu reduzieren. Das macht sie zu einer wichtigen Energiequelle bei längerem Sport oder bei Hungerzuständen.

Unangenehmer, saurer Mundgeruch, das kennst du vielleicht, wenn du länger nichts gegessen hast, kann ein Zeichen dafür sein, dass du Ketonkörper bildest bzw. du dich in der Ketogenese befindest. Die Ketonkörper werden dann unter anderem über den Atem ausgeschieden und riechen nicht besonders gut.

Die Gewinnung von Energie aus Kohlenhydraten ist physiologisch am schnellsten und einfachsten, daher greift unser Körper für wichtige Vorgänge, wie etwa Herztätigkeit oder Gehirntätigkeit, am liebsten auf Kohlenhydrate zurück. Daher kommt auch der Heißhunger auf Süßes, wenn du müde wirst oder lange konzentriert arbeitest.

Natürlich funktioniert unser Gehirn auch bei einem Mangel von Kohlenhydraten, es hat dafür Ersatzenergie in Form von Ketonkörpern. Dies passiert immer dann, wenn keine Kohlenhydrate über das Essen zur Verfügung stehen.

Die Energiegewinnung aus Fetten muss unser Körper trainieren. Nicht umsonst gibt es das Fettstoffwechseltraining. Dieses Training findet bei geringer Belastungsintensität statt und im Idealfall nüchtern oder zumindest bei einer geringen Kohlenhydratversorgung bzw. -verfügbarkeit.

Und Vorsicht, es ist ein Mythos, dass Fette erst nach 20 Minuten verwendet werden. Das geschieht schon deutlich früher, hängt aber von der Intensität und dem eigenen Trainingsstatus ab. Je besser trainiert du bist, desto schneller werden auch Fette bzw. Fettsäuren zur Energiegewinnung verwendet.

Nüchterntraining am Morgen heißt auch nicht zwangsweise, dass du deinen Fettstoffwechsel besonders gut trainierst. Wenn du am Abend vorher eine große Portion Nudeln oder Pizza gegessen hast, sind deine Kohlenhydratspeicher in der Muskulatur gefüllt und die Kohlenhydrate stehen als Energieträger für dein Training zur Verfügung.

Um effizient deinen Fettstoffwechsel zu trainieren, sollten also möglichst wenige Kohlenhydrate in deinen Mahlzeiten „um" das Training enthalten sein. Dies gilt aber NUR für gezieltes Fettstoffwechseltraining bei geringer Intensität, ansonsten stellen die Kohlenhydrate immer deine wichtigste Energiequelle im Sport dar.

Merke: Kohlenhydrate direkt vor einem Fettstoffwechseltraining (kein intensives Training) führen zur Ausschüttung von Insulin. Insulin ist ein Hormon der Bauchspeicheldrüse, welches zur Einlagerung von Kohlenhydraten in die Muskulatur und das Fettgewebe dient. Gleichzeitig hemmt Insulin die Fettverbrennung.

ENERGIEBEREITSTELLUNG IM MUSKEL

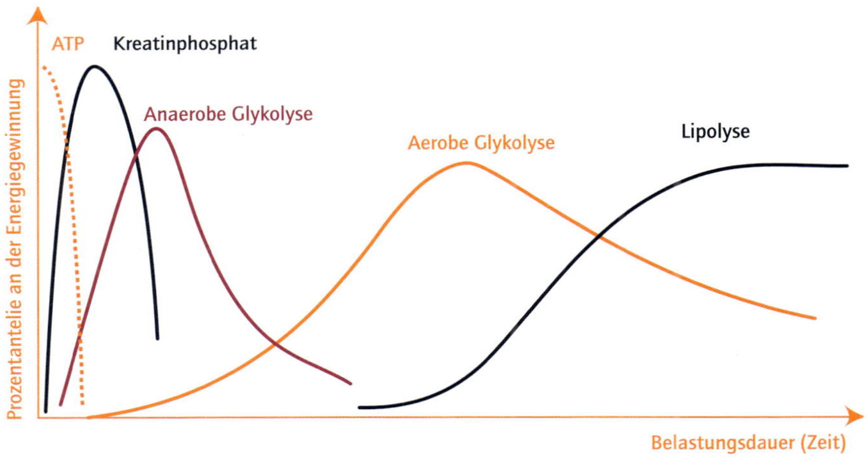

Wenn wir Kohlenhydrate essen, spaltet unser Körper sie in Glukose auf, die dann zur Energiegewinnung genutzt wird. Der Prozess der Aufspaltung von Kohlenhydraten und ihre Verwendung als Energie findet im Dünndarm statt. Sobald die Glukose von dort in den Blutkreislauf kommt, wird sie zu den Muskeln und zum Gehirn transportiert, wo sie als Energiequelle genutzt wird.

Um Fette als Energiequelle zu nutzen, müssen sie zunächst in kleinere Bestandteile, die Fettsäuren und Glyzerol, zerlegt werden. Dieser Prozess findet ebenfalls im Dünndarm statt. Sobald die Fettsäuren in den Blutkreislauf gelangen, werden sie unter anderem zu den Muskeln transportiert, wo sie als Energiequelle genutzt werden können.

Den anderen Teil des Fetts, das Glyzerol, kann der Körper nutzen, um daraus selbst Kohlenhydrate herzustellen. Dieser Prozess findet in der Leber statt und nennt sich **Glukoneogenese** (Glukoseneubildung).

Da alle diese ersten Prozesse zur Energiegewinnung im Darm stattfinden bzw. hier starten, ist es wichtig, dass dieser seine Arbeit, auch unter Belastung, erledigen kann. Ein gut funktionierender Darm ist die Voraussetzung dafür, dass die Energie zu deinen Muskeln und Körperzellen gelangt und „umgesetzt" wird und dir so deine Bewegung ermöglicht.

Und hier kommen wir zum Knackpunkt bei Sportlern.

Je nachdem, welche Sportart wir ausführen und wie intensiv wir trainieren oder einen Wettkampf bestreiten, desto wichtiger ist es, dass wir auch während der Belastung Nährstoffe zu uns nehmen können.

Ab einer Belastungsdauer von circa 90 Minuten ist es zur Aufrechterhaltung der Leistungsfähigkeit in jedem Fall sinnvoll, Kohlenhydrate zuzuführen, da die körpereigenen Speicher in Leber und Muskulatur mit insgesamt circa 300-600 Gramm Kohlenhydraten begrenzt sind.

Um sportliche Höchstleistungen zu erbringen, müssen wir sicherstellen, dass unser Körper genügend Glukose zur Verfügung hat. Es dauert etwa 30-60 Minuten, bis der Körper leicht verdauliche Kohlenhydrate nach dem Essen aufgespalten hat und sie für die Verwendung zur Verfügung stehen. Ein kleiner Snack oder ein kohlenhydrathaltiges Sportgetränk kann helfen, den Energiehaushalt aufzufüllen und sicherzustellen, dass du dein Bestes geben kannst.

Es gibt nahezu nichts Wichtigeres als die Gesundheit deines Darms! Der Magen-Darm-Trakt spielt eine große Rolle bei der Regulierung deines Wohlbefindens während des Sports. Wenn er nicht richtig funktioniert, kommt es zu allen möglichen unangenehmen Dingen wie Blähungen, Krämpfen, Durchfall und Erbrechen – nicht gerade das, was wir uns von unserem Lauf durch die Natur wünschen.

Sportler unterschätzen oft die Bedeutung des Darms. Er trägt dazu bei, dass die Abbauprodukte der Nährstoffe in die Muskeln gelangen, wo sie für die Energiebereitstellung gebraucht werden, was zu besseren Leistungen führt, vor allem über längere Zeit.

Der Verdauungstrakt ist sehr anpassungsfähig und es gibt Hinweise darauf, dass ein gezieltes Training die Nährstoffversorgung während des Sports verbessern und gleichzeitig einige (oder alle) Magen-Darm-Symptome lindern kann. Wenn du dich also zum Beispiel nach einem langen Rennen krank fühlst, kann das daran liegen, dass dein Körper mehr Nährstoffe als sonst braucht, um sich von der Belastung zu erholen (mehr dazu in Kap. IV)!

Wenn wir hier allgemein vom Darm sprechen, dann meinen wir mit Gesunderhaltung vor allem auch die Darmschleimhaut. Sie ist für die Aufnahme zuständig und ihre Gesundheit ist der Knackpunkt der Darmgesundheit.

VIP: EVI SACHENBACHER-STEHLE

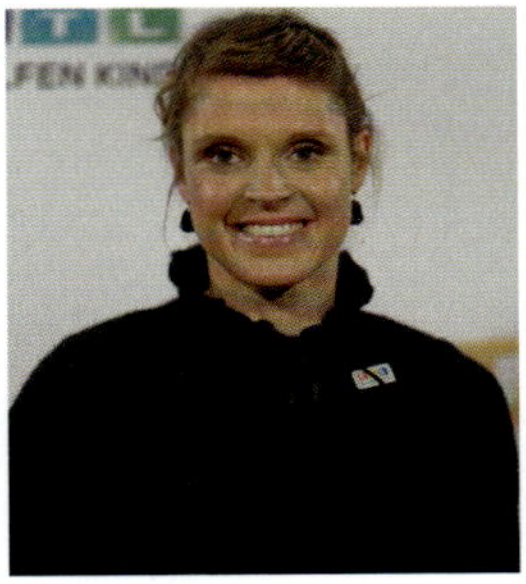

„In meiner aktiven Karriere hat die Ernährung und Darmgesundheit eine sehr wichtige Rolle gespielt. Je nach Trainingsphase habe ich meine Ernährung, so gut es ging, auf die jeweiligen Bedürfnisse abgestimmt, um so meine volle Leistungsfähigkeit auszuschöpfen. Was allerdings unterwegs in den Hotels häufig eine große Herausforderung darstellte.

Auch war das Bewusstsein noch nicht so in den Köpfen der Trainer verankert, als dass man mit großer Unterstützung, was die Umsetzung betraf, rechnen konnte. Bewusst auf ihre Ernährung geachtet hat nur eine Handvoll Sportler. Da hat sich in den letzten Jahren allerdings so einiges getan und die richtige Ernährung wird bei den meisten zum festen Bestandteil der Trainingsroutine."

Exkurs: Dünndarmschleimhaut

Die Schleimhaut des Dünndarms ist der Ort, an dem die Nährstoffe aufgenommen werden. Die Dünndarmschleimhaut ist eine Schicht aus Gewebe, die das Innere des Dünndarms bedeckt. Die Zellen der Schleimhaut erneuern sich ständig und werden über den Blutkreislauf mit Nährstoffen versorgt.

Die Schleimhaut des Dünndarms ist mit Zellen ausgekleidet, die die Nährstoffe aus der verdauten Nahrung aufnehmen. Dafür brauchen die Zellen eine konstante Energiezufuhr. Diese Energie stammt aus kurzkettigen Fettsäuren, die entstehen, wenn die Bakterien im Darm Ballaststoffe abbauen.

Die kurzkettigen Fettsäuren werden von den Zellen der Schleimhaut aufgenommen und zur Herstellung von ATP verwendet. Auf diese Weise versorgen die kurzkettigen Fettsäuren den Dünndarm mit der Energie, die er braucht, um Nährstoffe aufzunehmen und sich vor schädlichen Bakterien zu schützen bzw. seine Funktionen aufrechtzuerhalten.

Kurzkettige Fettsäuren liefern nicht nur Energie, sondern schützen auch die Schleimhaut vor Schäden, sie sorgen für ein saures Milieu im Darm und bieten so Schutz vor Krankheitserregern und fördern eine gesunde Mikrobiota.

Wenn die Schleimhaut beschädigt wird, werden diese Fettsäuren schnell mobilisiert, um den Schaden zu beheben. Daher spielen sie eine wichtige Rolle dabei, dass der Dünndarm gesund bleibt und richtig funktioniert.

Die Schleimhaut enthält auch Becherzellen, die Schleim absondern, um die Oberfläche des Darms zu schmieren und ihn vor Infektionen zu schützen. Die Schleimhaut ist außerdem mit winzigen fingerartigen Fortsätzen, den Zotten, ausgekleidet, die die Oberfläche des Darms vergrößern und bei der Aufnahme von Nährstoffen aus der Nahrung helfen.

Die Zotten sind mit noch kleineren Fortsätzen, den Mikrozotten, bedeckt. Die Enterozyten, spezialisierte Zellen, nehmen die Nährstoffe aus der Nahrung auf und transportieren sie über die Schleimhaut in den Blutkreislauf. Die Enterozyten sind auch für die Absonderung von Enzymen verantwortlich, die Essen aufspalten, damit es aufgenommen werden kann.

Der Dünndarm ist ein wichtiger Teil des Verdauungssystems und seine Struktur ist darauf ausgelegt, die Nährstoffaufnahme zu maximieren. Ohne eine gesunde Schleimhaut ist der Dünndarm nicht in der Lage, die Nährstoffe richtig aufzunehmen.

Wenn wir über den Darm als unseren Partner im Sport sprechen, dann sind zwei Zusammenhänge, die derzeit in der Wissenschaft diskutiert werden, interessant. Zum einen die Kommunikation von Darm und Muskulatur über die Darm-Muskel-Achse (Gut-Muscle-Axis). Zum anderen die Kommunikation von Darm und Hirn über die Darm-Hirn-Achse.

Der menschliche Darm beherbergt eine große und vielfältige Gemeinschaft von Mikroorganismen, die zusammen als **Darmmikrobiota** bezeichnet werden. Diese Mikrobiota spielt eine entscheidende Rolle für die menschliche Gesundheit und bietet eine Vielzahl von Vorteilen, darunter die Optimierung der Nährstoffaufnahme und das geringere Auftreten von Infektionen oder Infektionskrankheiten.

In den letzten Jahren mehren sich die Hinweise darauf, dass die Darmmikrobiota auch Sportler unterstützt und zu ihrer Leistung beiträgt. So hat sich beispielsweise gezeigt, dass die Darm-Hirn-Achse eine Rolle bei der Motivation und der Stimmung spielt, beides wichtige Faktoren für die sportliche Leistung.

Auch die Darm-Muskel-Achse hat sich als wichtig erwiesen, da mikrobielle Stoffwechselprodukte aus dem Darm eine Rolle bei der Muskelversorgung spielen. Es sind jedoch noch weitere Forschungen in diesem Bereich erforderlich, um diese Erkenntnisse zu bestätigen.

Dennoch ist klar, dass die Darmmikrobiota ein wichtiger Faktor für die sportliche Leistung ist und dass ihr in diesem Bereich mehr Aufmerksamkeit geschenkt werden sollte.

Die **Gut-Muscle-Axis** ist die Wechselwirkung zwischen unserem Darm und unseren Muskeln. Die Forschung von z. B. Hughes und Przewlocka weist darauf hin, dass ein gesunder Darm die muskuläre Funktion verbessern kann und umgekehrt.

Die Achse wird von den sogenannten *enterischen* Nerven gesteuert, die vom Gehirn aus über das Rückenmark verlaufen. In den letzten Jahren hat sich gezeigt, dass eine Reihe von Faktoren die enterischen Nerven beeinflussen kann, darunter Stress, Ernährung und Medikamente.

Da die enterischen Nerven eng mit dem autonomen Nervensystem verbunden sind, können diese Faktoren auch Auswirkungen auf unsere Gesamtgesundheit haben. Umgekehrt können entzündliche Erkrankungen des Darms auch zu Störungen des autonomen Nervensystems führen. Aus all diesen Gründen ist es wichtig, eine gesunde Darm-Muskel-Achse zu unterstützen.

INFOBOX **Autonomes Nervensystem**

Das autonome Nervensystem (ANS) ist für die Steuerung aller automatischen Körperfunktionen wie Herzfrequenz, Blutdruck und Verdauung verantwortlich.

Das ANS besteht aus zwei Teilen: dem **Sympathikus** (SNS), der den Körper auf „Kampf oder Flucht" als Reaktion auf einen Stressor vorbereitet, und dem **Parasympathikus** (PNS), der dem Körper hilft, sich zu entspannen und auszuruhen. Wenn beide Systeme richtig funktionieren, arbeiten sie zusammen, um einen Zustand des Gleichgewichts aufrechtzuerhalten, aber wenn ein System überaktiv wird, kann das Probleme verursachen.

Wenn zum Beispiel das SNS ständig aktiviert ist, kann dies zu hohem Blutdruck und erhöhter Herzfrequenz führen, während ein überaktives PNS eine langsame Herzfrequenz und Verdauungsprobleme verursachen kann.

Die **Darm-Hirn-Achse** ist ein komplexes System, das dazu beiträgt, die Kommunikation zwischen dem Darm und dem Gehirn zu regulieren. Dieses System ist für eine Vielzahl von Funktionen verantwortlich, darunter Stoffwechsel, Verdauung, Immunität und Stimmung. Es wird angenommen, dass die Darm-Hirn-Achse auch bei Krankheiten wie Fettleibigkeit, Depressionen und Angstzuständen eine Rolle spielt.

Die genauen Mechanismen der Darm-Hirn-Achse werden zwar noch erforscht, aber Forscher glauben, dass dieses System für die Aufrechterhaltung der physischen und psychischen Gesundheit entscheidend ist. Studien haben zum Beispiel gezeigt, dass die Darmbakterien die Aktivität bestimmter Gehirnregionen beeinflussen können.

Außerdem wird angenommen, dass die vom Darm produzierten Signalmoleküle eine Rolle bei der Regulierung des Neurotransmitterspiegels im Gehirn spielen. Die Darm-Hirn-Achse ist also ein komplexes und faszinierendes System mit weitreichenden Auswirkungen auf die Gesundheit.

SO BEEINFLUSST DER DARM DEINE LEISTUNG UND GESUNDHEIT

VIP: CHRISTINA OBERGFÖLL

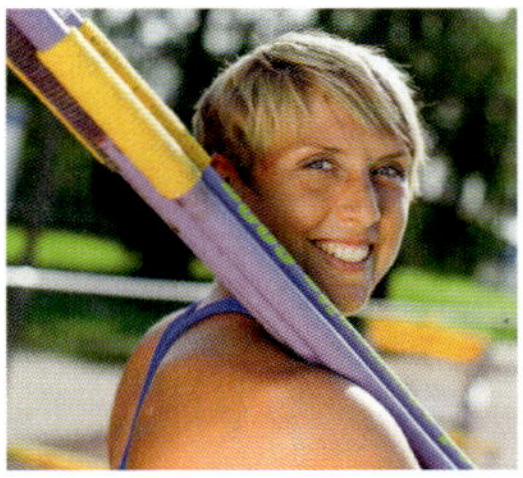

„Ich kann mich bewusst gar nicht erinnern, dass mich jemand mal in meiner aktiven Zeit auf die Darmgesundheit hingewiesen hätte. Ich habe es aber unterbewusst immer schon beachtet. Ich habe immer viel Gemüse und pflanzliche Lebensmittel gegessen. Mir war damals nicht bewusst, dass das genau richtig für meinen Darm war. Das Thema wurde sehr stiefmütterlich behandelt und ich wurde während meiner Karriere darauf nicht angesprochen."

Wir haben jetzt schon viel erzählt über den Darm, die Beeinflussung des Sports und die Gesundheit. Wenn wir uns noch tiefer mit dem Thema auseinandersetzen wollen und vor allem verstehen wollen, wie der Darm auch die Leistung beeinflusst, müssen wir mit ein paar Begrifflichkeiten starten.

Zuerst ist es wichtig, zu verstehen, dass die Darmgesundheit vor allem durch die in ihr lebenden Bakterien beeinflusst wird. In diesem Zusammenhang stolpern wir immer wieder über die Begriffe **Mikrobiom**, **Mikrobiota** oder **Darmflora**.

Eines vorweg, wie schon in der Einleitung erwähnt, ist der Begriff Darmflora nicht mehr gängig, da er biologisch gesehen etwas Pflanzliches im Darm beschreiben würde. Pflanzen (ausgenommen Pilze, wenn wir nicht gesund sind) wachsen aber auf keinen Fall in uns, daher wurde dieser Begriff durch Darmmikrobiota ersetzt.

Die intestinale Mikrobiota des Menschen

Der menschliche Körper beherbergt eine Vielzahl von Mikroorganismen. Diese Mikroorganismen leben in einer Symbiose zusammen. Die Gesamtzahl aller Mikroorganismen wird als **Mikrobiota** bezeichnet. Diese Mikrobiota befindet sich auf fast jeder Oberfläche des menschlichen Körpers, die mit der Außenwelt in Kontakt kommt.

Je nach Umgebung können in verschiedenen Teilen des menschlichen Körpers unterschiedliche Bakterienarten vorherrschen. Der Darm mit einer Fläche von etwa 80 Quadratmetern ist der Teil des menschlichen Körpers, der am dichtesten mit Mikroorganismen besiedelt ist.

Mehr als 70 Prozent aller Mikroorganismen im menschlichen Körper befinden sich im Dickdarm. Man geht davon aus, dass es im Dickdarm über tausend verschiedene Bakterienarten gibt, von denen 30-40 die Mehrheit der Zellen ausmachen.

INFOBOX

Das *Human Microbiome Project* ist eine Initiative des US National Institutes of Health zur Erforschung der Rolle von Mikroorganismen für die menschliche Gesundheit. Im Rahmen dieses Projekts wird die Zusammensetzung und das metabolische Potenzial der mikrobiellen Gemeinschaften auf den Schleimhautoberflächen des Menschen untersucht.

Der Gastro-Intestinal-Trakt (GIT) des Fötus ist steril. Die Besiedlung mit Mikroorganismen beginnt während des Geburtsvorgangs, wenn er mit Mikroorganismen der Mutter und der Umwelt in Kontakt kommt. Es gibt viele Faktoren, die die Entwicklung der Mikrobiota eines Säuglings beeinflussen, z. B. die Art der Geburt, die mütterliche Mikrobiota und die Mikrobiota der Umwelt sowie die Art der Nahrung und möglicherweise der Medikamente.

Studien von Yao Yao und anderen haben ergeben, dass Säuglinge, die vaginal entbunden wurden, eine höhere Gesamtzahl an Mikroorganismen und eine höhere Anzahl an Bifidobakterien in ihrem Stuhl aufweisen als Säuglinge, die per Kaiserschnitt entbunden wurden. Gerade den Bifidobakterien werden wichtige, gesundheitsförderliche Funktionen, wie etwa eine gesunde Körperabwehr, zugeschrieben.

Es gibt viele verschiedene Arten von Bakterien, die im Darm leben. Zu diesen Bakterien gehören Enterobakterien wie E. coli, Laktobazillen wie Lactobacillus acidophilus und Lactobacillus salivarius sowie Staphylokokken und Enterokokken. Diese Bakterien sind fakultative Anaerobier, das heißt, sie können mit oder ohne Sauerstoff leben.

Wenn der Sauerstoffgehalt im Darm sinkt, beginnen diese Bakterien, zu wachsen und sich zu vermehren. Bei Neugeborenen kann dies zu einem Absinken des Redoxpotenzials führen (ein Maß dafür, wie viel Energie in einer bestimmten Umgebung verfügbar ist). Dies begünstigt das Wachstum von rein anaeroben Bakterien (Bakterien, die ohne Sauerstoff leben können), weshalb gestillte Säuglinge in der Regel mehr Bifidobakterien als andere Bakterientypen aufweisen.

Bei nicht gestillten Säuglingen ist die Mikrobiota komplexer. Dazu gehören Bifidobakterien, Bacteroides, Clostridien, Staphylokokken und Laktobazillen. Nach etwa einem Jahr stabilisiert sich die Zusammensetzung der Mikrobiota und ähnelt eher der von Erwachsenen.

Die Darmmikrobiota des Menschen scheint sehr individuell zu sein, wie der Fingerabdruck. Das bedeutet, dass jeder Mensch einen einzigartigen Satz von Mikroorganismen in seinem Darm hat.

Verschiedene Wissenschaftler, wie Eckburg, Tuovinen oder Hopkins, fanden heraus, dass die Mehrheit der Mikroorganismen im Darm zum Stamm der Firmicutes gehört, der bis zu 80 Prozent ausmacht, gefolgt von etwa 10 Prozent Bacteroides und 1,5 Prozent Actinobacteria. Trotz verschiedener Einflussfaktoren wie Genetik, Umwelt- und Lebensbedingungen, Gesundheitszustand, Ernährung und Medikamente ist die individuelle Zusammensetzung der intestinalen Mikrobiota im Laufe der Zeit weitgehend stabil

INFOBOX

Arumugam fand heraus, dass es drei verschiedene Arten von Darmbakterien gibt, jede mit einer anderen Gruppe von dominanten Bakterien. Diese Enterotypen werden in Bacteroides, Prevotella und Ruminococcus unterschieden.

Die Anzahl und Vielfalt der Mikroorganismen nimmt vom Magen zum Dickdarm hin zu. Der Magen hat einen sauren pH-Wert von 2-3, sodass hier nur wenige Bakterienarten überleben können. Im Dünndarm gibt es mehr Bakterien, und im Dickdarm erreicht die Zahl mit 10^{11}-10^{12} Zellen pro Gramm Darminhalt ihren Höhepunkt. Auch in tieferen Darmabschnitten gibt es komplexere Bakteriengemeinschaften, darunter Vertreter der Gattungen Bifidobacterium spp., Clostridium spp. und Bacteroides spp.

Mit zunehmendem Alter (mehr als 65 Jahre) kann sich der Geschmacks- und Geruchssinn verändern, es wird weniger Magensäure produziert, und der Darm arbeitet langsamer. Dies kann zu einer Veränderung der Bakterienarten im Stuhlgang führen.

Trotz der großen Unterschiede zwischen älteren Menschen in Bezug auf die Bakterienarten, die in ihren Fäkalien gefunden werden, ergab eine Studie, dass Bacteroides bei älteren Erwachsenen häufiger vorkommen als Firmicutes. Die Zahl der Bacteroides und Bifidobacteria nimmt mit zunehmendem Alter ab, aber die Zahl der anderen Bakterienarten nimmt zu, sodass die Gesamtzahl der Bakterien in etwa gleich bleibt.

Die Darmmikrobiota hilft bei der Verdauung der Nahrung. Die Bakterien im Dickdarm fressen gerne Kohlenhydrate, die der Mensch nicht verdauen kann (Ballaststoffe), wie Zellulose, resistente Stärke oder Inulin.

Es wird geschätzt, dass täglich etwa 40 Gramm unverdaute Kohlenhydrate aus der Nahrung in den Dickdarm gelangen.

Es gibt viele wichtige Dinge, die Bakterien im Darm brauchen, um zu wachsen. Dazu gehören unverdaute Nahrungsbestandteile, Zellen, die aus dem Darm ausgeschieden wurden, und Verdauungssekrete.

Die Mikroorganismen des Darms fermentieren („essen") bevorzugt Kohlenhydrate. Wenn sie diese verstoffwechseln, produzieren sie kurzkettige Fettsäuren, Gase und Stickstoffverbindungen. Die Produktion dieser Stoffe nimmt im Laufe des Dickdarms ab, während Proteine als Nahrung für die Bakterien an Bedeutung gewinnen.

INFOBOX **Fermentation**

Fermentation ist ein chemischer Prozess, bei dem Zucker in Alkohol oder Säure umgewandelt wird. Er findet statt, wenn Hefen oder Bakterien in Abwesenheit von Sauerstoff auf Kohlenhydrate einwirken. Bei diesem Prozess entsteht Energie, die die Bakterien nutzen, um zu wachsen und sich zu vermehren. Wenn sich die Bakterien vermehren, produzieren sie Nebenprodukte wie Ethanol und Kohlendioxid.

Die Produkte der Fermentation werden oft verwendet, um Lebensmittel zu konservieren oder schmackhafter zu machen. Sauerkraut und Joghurt zum Beispiel sind beides fermentierte Lebensmittel. Die Fermentation kann auch zur Herstellung von Treibstoff wie Ethanol genutzt werden. Auch im Darm findet dieser Prozess statt. Die so entstehenden Produkte können dann wieder von unserem Darm genutzt werden.

Die nützlichen Bakterien in unserem Darm fermentieren Kohlenhydrate in nützliche Chemikalien, die kurzkettigen Fettsäuren. Diese Säuren können von unserem Körper zur Energiegewinnung und für andere wichtige Aufgaben verwendet werden. Butyrat/Buttersäure ist eine besonders wichtige Säure, die den Zellen in unserem Darm Energie liefert und außerdem entzündungshemmend, antioxidativ und antikarzinogen wirkt.

Butyrat ist wichtig für die Gesundheit des Darms und die Aufrechterhaltung eines gesunden Darmmilieus. Eine hohe Konzentration von Butyrat im Darm führt zu einer Senkung des pH-Werts. Dies kann das Wachstum und die Besiedlung mit potenziell schädlichen Bakterien verringern und gleichzeitig die Mineralstoffaufnahme verbessern.

Die bakterielle Fermentation von Proteinen im Dickdarm ist für den Menschen nicht wünschenswert. Das liegt an den schädlichen Produkten, die dabei entstehen können, wie Phenole, schwefelhaltige Verbindungen, Amine und NH_3.

Diese Gifte können entzündliche Veränderungen bis hin zur Entstehung von Krebs im Dickdarm verursachen. Bislang wurden hohe Konzentrationen dieser Fermentationsprodukte vor allem im letzten Dickdarmabschnitt gefunden, wo sich häufig Krebs und entzündliche Darmerkrankungen entwickeln.

Der pH-Wert im Dickdarm ändert sich auf dem Weg vom Anfang bis zum Ende des Dickdarms von leicht sauer über neutral zu leicht basisch. Dies geschieht, weil die Menge an Kohlenhydraten und Proteinen, die fermentiert werden, abnimmt. Das Ausmaß der Kohlenhydrat- und Proteinfermentation im Dickdarm kann durch die Ernährung beeinflusst werden.

Je mehr unverdauliche Kohlenhydrate in der Nahrung enthalten sind, desto mehr Substrat steht den guten Darmbakterien zur Fermentierung zur Verfügung und desto mehr gesundheitsförderliche Produkte werden durch die Mikroorganismen gebildet.

Präbiotika wie Inulin und Oligofruktose können zur Verbesserung deiner Gesundheit beitragen. Es wird angenommen, dass diese Stoffe das Wachstum der guten Bakterien im Darm fördern. Dies kann die Menge an schlechten Bakterien und schädlichen Toxinen, die produziert werden, verringern.

Auch bei der Umwandlung von Gallensäuren gibt es eine enge Beziehung zwischen der Darmmikrobiota und dem Wirt. Die Gallensäuren, die im Körper umgewandelt und wiederverwendet werden, kommen aus der Leber und durchlaufen den Dünndarm, bevor sie im Dickdarm absorbiert werden. Etwa fünf Prozent dieser Gallensäuren gelangen in den Dickdarm, wo sie Nährstoffe für Mikroorganismen liefern.

Oftmals werden die Begriffe intestinale Mikrobiota und Mikrobiom synonym verwendet. Das **(Darm-)Mikrobiom** beschreibt die Gesamtheit der genetischen Informationen der intestinalen (Darm-)Mikrobiota. Die (Darm-)Mikrobiota beschreibt die Gesamtheit der Mikroorganismen im Gastro-Intestinal-Trakt.

ÜBERSICHT ÜBER DIE BEGRIFFE MIKROORGANISMEN, MIKROBIOTA, MIKROBIOM

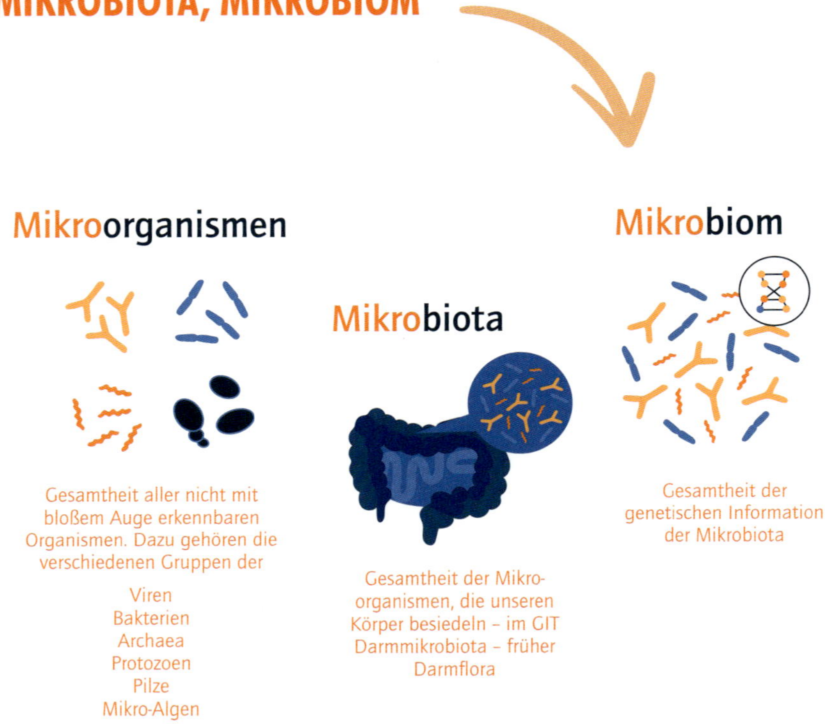

Wenn wir uns jetzt noch genauer anschauen, welche Mikroorganismen in unserem Darm heimisch sind, dann stoßen wir auf viele wichtige Vertreter. Für einen genauen Blick haben wir Dr. Stefanie Röhm interviewt, sie ist Apothekerin und spezialisiert auf die Darmgesundheit bei Sportlern. Sie erläutert uns die wichtigsten Vertreter.

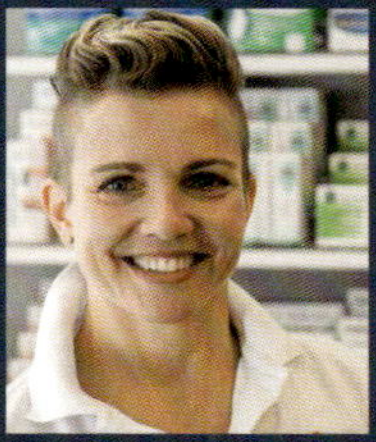

Kurzinfo: Dr. Stefanie Röhm, promovierte, approbierte Apothekerin aus Köln. Betreibt dort mehrere Apotheken unter der Marke *Zebra*. Das Zebra ist ihr Markenzeichen, weil es so individuell ist, wie jeder Mensch. Sie hat sich die Darmgesundheit auf die Fahne geschrieben und ihre Expertise in diesem Bereich entwickelt. Gerne berät und betreut sie vor allem Sportler für individuelle Nahrungsergänzungen.

Exkurs: Unsere Darmbakterien

Laktobazillen

Laktobazillen sind eine Bakterienart, die dabei hilft, Kohlenhydrate abzubauen. Im Körper findet man sechs verschiedene Spezies im Darm. Laktobazillen werden auch bei der Herstellung von Joghurt, Käse und anderen fermentierten Lebensmitteln verwendet. Diese Bakterien helfen bei der Umwandlung von Milchzucker in Milchsäure, die diesen Lebensmitteln ihren würzigen Geschmack verleiht.

Laktobazillen sind auch für ihre probiotische Wirkung bekannt. Einige Untersuchungen legen nahe, dass Laktobazillen das Immunsystem stärken, Entzündungen bekämpfen und vor schädlichen Bakterien schützen können. Der Verzehr von Joghurt und anderen fermentierten Lebensmitteln kann eine gute Möglichkeit sein, deinen Darm gesund zu halten und Krankheiten vorzubeugen, auch wenn noch mehr Forschung nötig ist.

Es gibt viele verschiedene Arten von Laktobazillen, die alle eine wichtige Rolle für die Gesundheit des Darms spielen. Beim Menschen sind Laktobazillen für die Produktion von Milchsäure verantwortlich, die dazu beiträgt, den pH-Wert des Darms im Gleichgewicht zu halten und das Wachstum schädlicher Bakterien zu verhindern.

Laktobazillen helfen auch dabei, Ballaststoffe aufzuspalten. Außerdem produzieren diese Bakterien Säuren und neutralisieren unerwünschte Stoffwechselprodukte, die für eine gute Gesundheit wichtig sind. Sie leisten Widerstand gegen Krankheitserreger und wirken gegen schädliche Bakterien. Alle Laktobazillen sind nützlich, aber einige Stämme sind besonders gut geeignet, um die Darmgesundheit zu fördern. Lactobacillus acidophilus zum Beispiel ist dafür bekannt, dass er auch in aggressiven Magensäuren überleben und den Darm besiedeln kann. Lactobacillus fermentum hat nachweislich eine antimikrobielle Wirkung gegen schädliche Darmbakterien. Lactobacillus casei fördert nicht nur die Gesundheit deines Verdauungssystems, sondern stärkt auch dein Immunsystem und reduziert die Schwere von Allergien.

Lactobacillus brevis produziert Milchsäure, die dazu beiträgt, den pH-Wert des Darms zu senken und ein Milieu zu schaffen, das für viele schädliche Bakterien feindlich ist. Studien haben gezeigt, dass L. brevis helfen kann, Magen-Darm-Beschwerden wie Blähungen und Durchfall zu lindern. Außerdem kann er helfen, Darminfektionen zu verhindern und zu behandeln.

Lactobacillus salivarius hilft nachweislich, das Wachstum schädlicher Bakterien im Darm zu verhindern. In den letzten Jahren hat das Interesse an der Verwendung dieses Bakteriums zur Verbesserung der Darmgesundheit zugenommen.

Lactobacillus bulgaricus ist ein weiterer hilfreicher Stamm, der Milchsäure und andere Verbindungen produziert, die die Verdauung unterstützen. Letztlich glauben Forscher, dass eine Vielzahl von Laktobazillen für eine optimale Darmgesundheit notwendig ist.

Bifidobakterien

Bifidobakterien sind eine Art von nützlichen Bakterien, die im Magen-Darm-Trakt leben. Bei Säuglingen werden 95 Prozent des Darmmikrobioms von Bifidobakterien bestimmt. Beim Erwachsenen sind es nur noch 25 Prozent. Das Wachstum dieser Bakterien wird durch die Muttermilch positiv beeinflusst.

Bifidobakterien können Kohlenhydrate wie Pektin und andere Ballaststoffe gut verwerten. Sie bilden aus Polysacchariden (langen Kohlenhydratketten) kurzkettige Fettsäuren. Aus der Glukose, die sie verwerten, entsteht Essig- und Milchsäure. Diese Bakterien produzieren keine Gase. Durch diese Verwertung helfen sie vor allem der Schleimhaut im Darm, gesund zu bleiben, da sie diese versorgen und Widerstand gegen Krankheitserreger leisten.

Diese nützlichen Mikroben helfen also dabei, Nahrung aufzuspalten, Nährstoffe aufzunehmen und schädliche Bakterien in Schach zu halten. Darüber hinaus unterstützen Bifidobakterien das Immunsystem und werden mit einer Reihe von gesundheitlichen Vorteilen in Verbindung gebracht.

Untersuchungen von Hildalgo oder Leblanc haben zum Beispiel gezeigt, dass Bifidobakterien Entzündungen reduzieren, die Symptome des Reizdarmsyndroms lindern und sogar die kognitiven Funktionen fördern können. Außerdem spielen Bifidobakterien eine wichtige Rolle für die Darmgesundheit, indem sie das Darmmikrobiom im Gleichgewicht halten. Außerdem produzieren Sie B-Vitamine und Folsäure.

BAKTERIEN IN MAGEN UND DARM

Magen	Lactobacillus, Streptococcus, Staphylococcus, Proteobacteria, Firmicutes, Bacteroides
Dünndarm	Lactobacillus, Streptococcus, Staphylococcus, Enterobacteriacea, Bifidobacterium
Dickdarm	Bacteroides, Eubacterium, Clostridium, Peptostreptococcus, Streptococcus, Bifidobacterium, Lactobacillus, Eubacterium, Ruminococcus, Dorea

PROTIPP Veillonella

Veillonella sind eine Art von Bakterien, die häufig im Mund, im Darm und auf der Haut von Menschen vorkommen. Im Gegensatz zu vielen anderen Bakterienarten verursachen Veillonella keine Krankheiten. Vielmehr gelten sie oft als nützlich, weil sie dabei helfen, komplexe Zucker und Aminosäuren aufzuspalten.

Veillonella sind auch dafür bekannt, dass sie kurzkettige Fettsäuren produzieren, die sich positiv auf die Darmgesundheit auswirken können. Obwohl sie am häufigsten in der Mundhöhle zu finden sind, wurden Veillonella auch im Verdauungstrakt und auf der Haut gefunden. In einigen Fällen können sie auch in anderen Körpergeweben vorkommen. Ihre Rolle für die menschliche Gesundheit ist jedoch noch nicht vollständig geklärt.

Seit Jahren suchen Athleten nach einem Vorteil, der ihnen zu Höchstleistungen verhilft. Jetzt scheinen Wissenschaftler einen solchen gefunden zu haben – in Form eines weit verbreiteten Darmbakteriums namens Veillonella. Aktuelle Studien von Jäger, Mohr oder auch von Scheimann haben gezeigt, dass Sportler, die ein probiotisches Präparat mit Veillonella einnehmen, eine deutliche Leistungssteigerung erfahren.

Die Forscher glauben, dass dies auf die Fähigkeit des Bakteriums zurückzuführen ist, Milchsäure abzubauen, ein Nebenprodukt des Sports, das zu Ermüdung führen kann. Auch wenn noch weitere Forschungen nötig sind, um diese Ergebnisse zu bestätigen, sind die ersten Ergebnisse vielversprechend und könnten einen großen Einfluss darauf haben, wie wir in Zukunft trainieren und Wettkämpfe bestreiten.

APOTHEKERTIPP

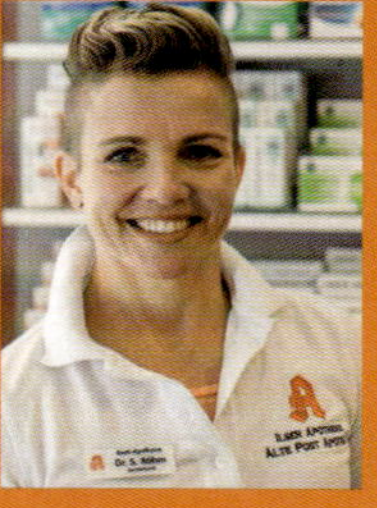

„Es steht außer Frage, dass ein gesunder Darm der Schlüssel zu sportlichen Höchstleistungen ist. Ich sehe seit Jahren die Auswirkungen der Darmgesundheit auf Sportler und empfehle allen Athleten, ihre Ernährung unter die Lupe zu nehmen.

Nahrungsergänzungsmittel können helfen, aber sie können Fehler nicht ausgleichen. Deshalb ist es wichtig, sich auf den Verzehr von viel Obst, Gemüse und Vollkornprodukten zu konzentrieren und verarbeitete Lebensmittel und zuckerhaltige Getränke zu meiden.

Die Umstellung ist vielleicht erst einmal schwierig, aber es lohnt sich. Mit einem gesunden Darm hast du als Sportler mehr Energie, erzielst bessere Leistung und verringerst Verletzungen."

EINFLÜSSE AUF UNSER DARM-MIKROBIOM

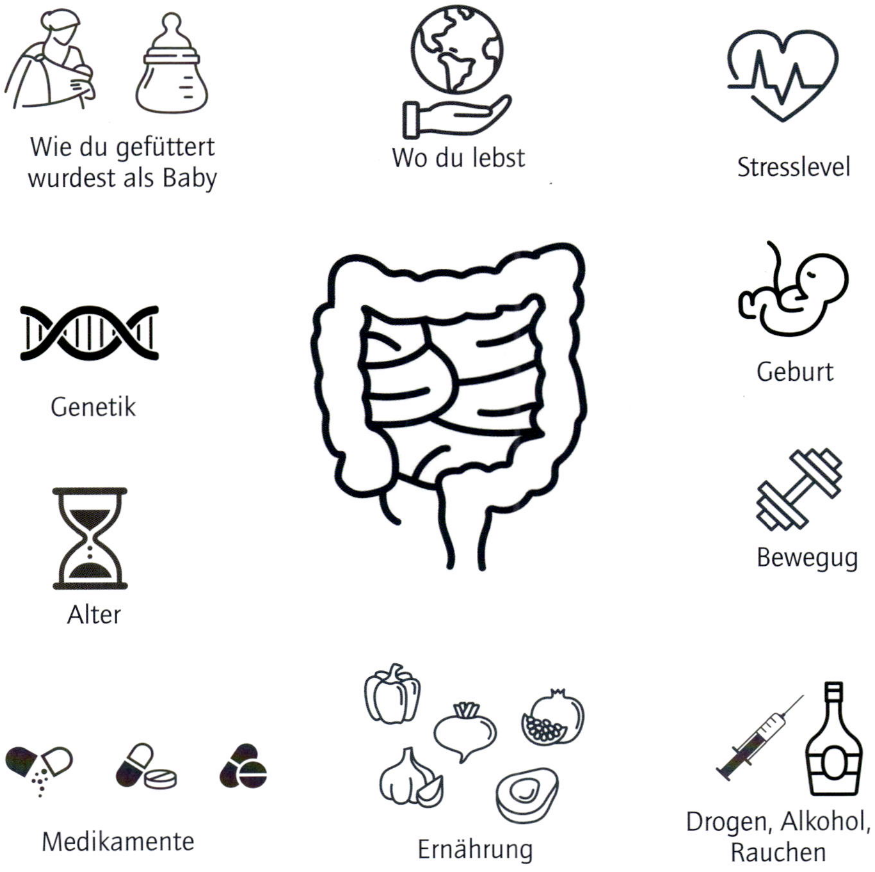

Wie du gefüttert wurdest als Baby
Wo du lebst
Stresslevel
Genetik
Geburt
Alter
Bewegug
Medikamente
Ernährung
Drogen, Alkohol, Rauchen

Wir haben nur einige Bakterienstämme kennengelernt und wissen, dass sie alle ihre Berechtigung in unserem Darm haben. Natürlich gibt es noch zahlreiche Bakterien, die in unserem Darm heimisch sind. Wir wollen hier aber ja niemanden zu einem Bakterienexperten ausbilden. Wichtig ist es, zu verstehen, dass gerade die Vielfalt der Bakterien für die Gesundheit wichtig ist. Diese Vielfalt wird auch als Darmdiversität bezeichnet.

PROTIPP **Omega-3-Fettsäuren und Darmgesundheit**

Die Darmmikrobiota kann durch Omega-3-Fettsäuren positiv beeinflusst werden. Eine aktuelle Studie von Menni, die in *Scientific Reports* 2017 veröffentlicht wurde, zeigt, dass DHA, eine sehr langkettige Omega-3-Fettsäure (Docosahexaensäure) einen dramatischen Effekt auf das Darmmikrobiom von Mäusen hatte! Die Forschung von Cristina Menni et al. hat gezeigt, dass es einen klaren Zusammenhang zwischen der Aufnahme von Omega-3-Fettsäuren und der bakteriellen Vielfalt im Darm gibt, die mit speziellen Methoden nachgewiesen werden kann.

Die Wissenschaftler entdeckten einen deutlichen Zusammenhang zwischen dem Omega-3-Gehalt im Blut und der Bakterienvielfalt im Darm, selbst wenn man die Aufnahme von Ballaststoffen mitberücksichtigt. Sie fanden heraus, dass die Bakterien aus der Familie der Lachnospiraceae, einer wichtigen Art, die Buttersäure oder Butyrat produziert und damit zur Stärkung der Darmbarriere zuständig ist, sehr häufig vorkamen, wenn die DHA-Spiegel im Blut hoch waren.

Darmdiversität ist die Vielfalt der Bakterienarten, die in unserem Darm leben. Eine gesunde Darmmikrobiota ist entscheidend für unsere Gesundheit. Leider können stressige Lebensumstände, schlechte Ernährung und Medikamente die Darmmikrobiota negativ beeinflussen. Es ist ein sehr dynamisches System, das schnell auf solche Einflüsse reagiert.

Wenn wir unsere Darmdiversität erhalten oder verbessern möchten, sollten wir daher auf eine ausgewogene Ernährung achten, auf die Zufuhr von Ballaststoffen Wert legen und regelmäßig probiotische Nahrungsmittel wie Joghurt und Sauerkraut essen. Probiotika und Präbiotika helfen nicht nur, eine gesunde Darmmikrobiota wiederherzustellen, sondern sie können auch dazu beitragen, das Immunsystem zu stärken.

INFOBOX Laktat, Darm und Bakterien

Bakterien spielen eine entscheidende Rolle, von der Verdauung bis zum Stoffwechsel, und die Forschung zeigt immer mehr, dass sie auch einen erheblichen Einfluss auf die sportliche Leistung haben können.

Ein wichtiger Weg, wie Darmbakterien die Leistung beeinflussen können, ist die Art und Weise, wie wir Laktat verstoffwechseln. Laktat ist ein Nebenprodukt des Sports, insbesondere bei hohen Intensitäten, das sich in den Muskeln ansammelt und zu Ermüdung führen kann.

Einige Darmbakterienstämme sind jedoch in der Lage, Laktat in Energie umzuwandeln, was die Ermüdung hinauszögert und die Leistung verbessern kann (siehe Veillonella).

DAS SOLLTEST DU AUS DIESEM KAPITEL MITNEHMEN

Der Magen-Darm-Trakt (GIT) ist eine lange, gewundene Röhre, die am Mund beginnt und am Anus endet. Er hat eine Gesamtoberfläche von etwa 80 Quadratmetern und ist mit einer Schleimhaut ausgekleidet. In dieser Membran befinden sich die meisten Immunzellen des Körpers.

Der GIT beherbergt außerdem Billionen von Bakterien, die sogenannte *Darmmikrobiota*. Diese Bakterien leben in einer Symbiose mit uns, das heißt, sie profitieren davon, in unserem Darm zu leben, und wir profitieren von ihrer Anwesenheit. Der Darm hat viele Funktionen, darunter die Verdauung und die Abwehr von Schädlingen.

Die Verdauung ist der Prozess, bei dem die Nahrung in Nährstoffe zerlegt wird, die in den Blutkreislauf aufgenommen werden können. Die Bauchspeicheldrüse und die Leber produzieren Enzyme, die dabei helfen, verschiedene Arten von Nahrung aufzuspalten.

Der Mund ist der erste Teil des GITs und hier wird die Nahrung zerkleinert und mit Speichel vermischt. Der Magen setzt den Prozess der Vorverdauung fort, indem er Proteine und Fette aufspaltet und schädliche Keime abtötet.

Der Dünndarm ist der Ort, an dem die meiste Verdauung stattfindet. Hier werden die Nährstoffe aufgespalten und in den Blutkreislauf aufgenommen. Auch Kohlenhydrate, Vitamine, Mineralstoffe und Flüssigkeit werden im Dünndarm absorbiert.

Der Dickdarm ist für mehrere wichtige Funktionen verantwortlich, unter anderem für die Eindickung des Stuhls und die Aufnahme von Wasser. Unverdaute Nahrungsbestandteile werden auch von der Darmmikrobiota verstoffwechselt. Einige der wichtigsten Vertreter der Darmmikrobiota sind Bifidobakterien, Laktobazillen und Enterokokken. Diese Mikroorganismen sind sehr individuell und können sich schnell an neue Bedingungen und Veränderungen in der Nährstoffversorgung anpassen.

Ballaststoffe sind ein wichtiger Nährstoff für gesunde Bakterien, während die Eiweißfermentation im Dickdarm zur Bildung schädlicher Produkte führen kann.

Probiotika sind „gesunde" Mikroorganismen, die zur Aufrechterhaltung einer ausgewogenen Mikrobiota beitragen können, während Präbiotika „Nahrung" für Probiotika sind.

Der Dickdarm spielt eine entscheidende Rolle bei der Erhaltung unserer Gesundheit, indem er unserer Darmmikrobiota ein Zuhause bietet und dafür sorgt, dass die Nährstoffe richtig absorbiert werden.

Der Darm ist für Sportler aus vielen Gründen wichtig. Er hilft bei der Energieproduktion, bei der Gesundheit und beim Wohlbefinden sowie bei der Leistung.

Die Darm-Hirn-Achse ist die Verbindung zwischen dem Darm und dem Gehirn. Diese enge Kommunikation kann die Stimmung, die Motivation, die Regeneration und die Widerstandsfähigkeit beeinflussen.

Die Darm-Muskel-Achse ist die Kommunikation zwischen dem Darm bzw. der Mikrobiota und den Muskeln. Stoffwechselprodukte von Mikroorganismen (kurzkettige Fettsäuren) können als Energieersatz für die Muskeln dienen. Es ist allerdings noch mehr Forschung nötig, um das Potenzial des Mikrobioms für die sportliche Leistung vollständig zu verstehen.

„Die Darmmikrobiota kann einen erheblichen Einfluss auf die sportliche Leistung haben, und es ist wichtig, eine gesunde Darmmikrobiota durch eine ausgewogene Ernährung und Vermeidung von chronischem Stress aufzubauen."

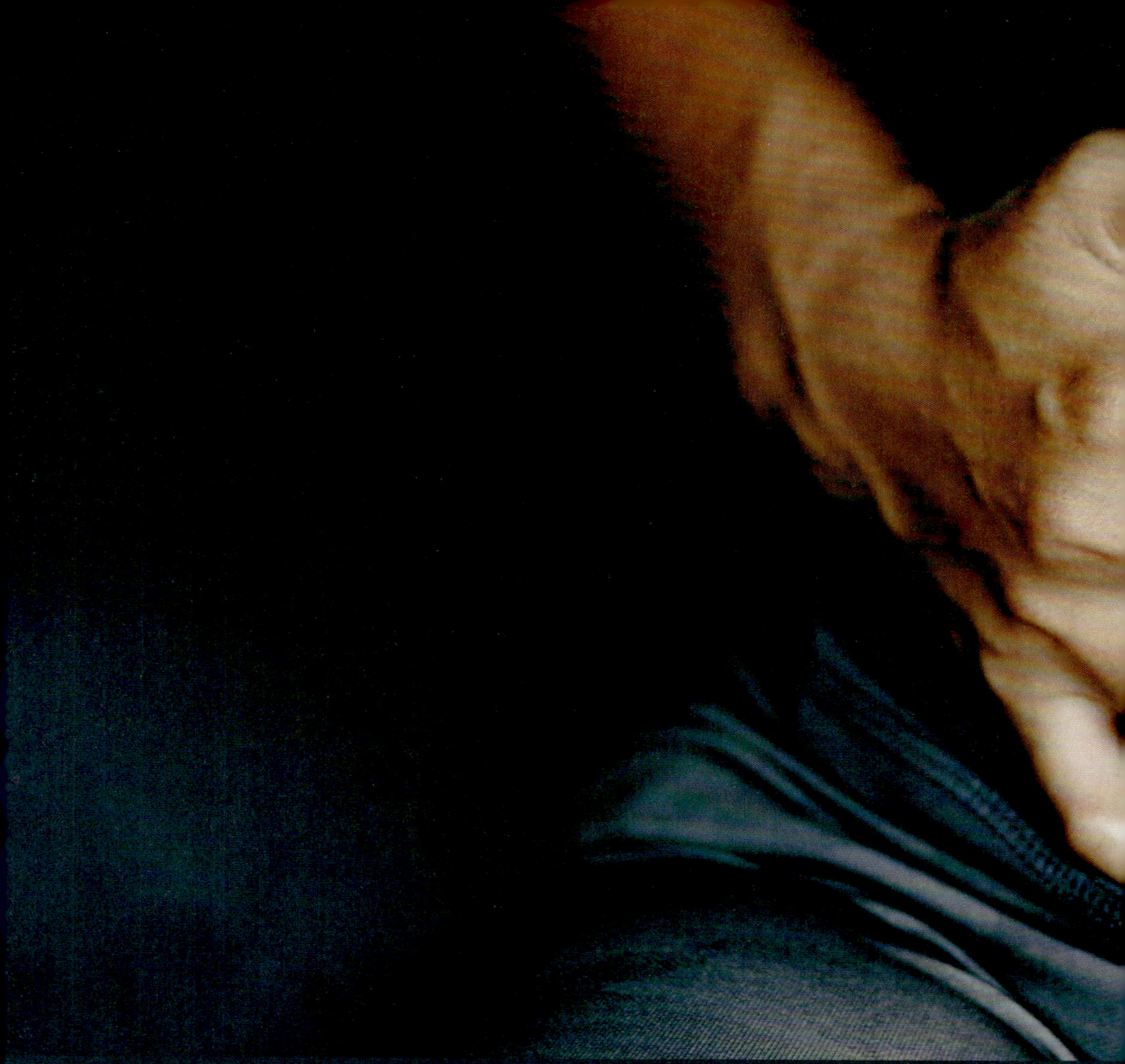

KAPITEL II

WENN ES NICHT LÄUFT, WIE ES SOLL

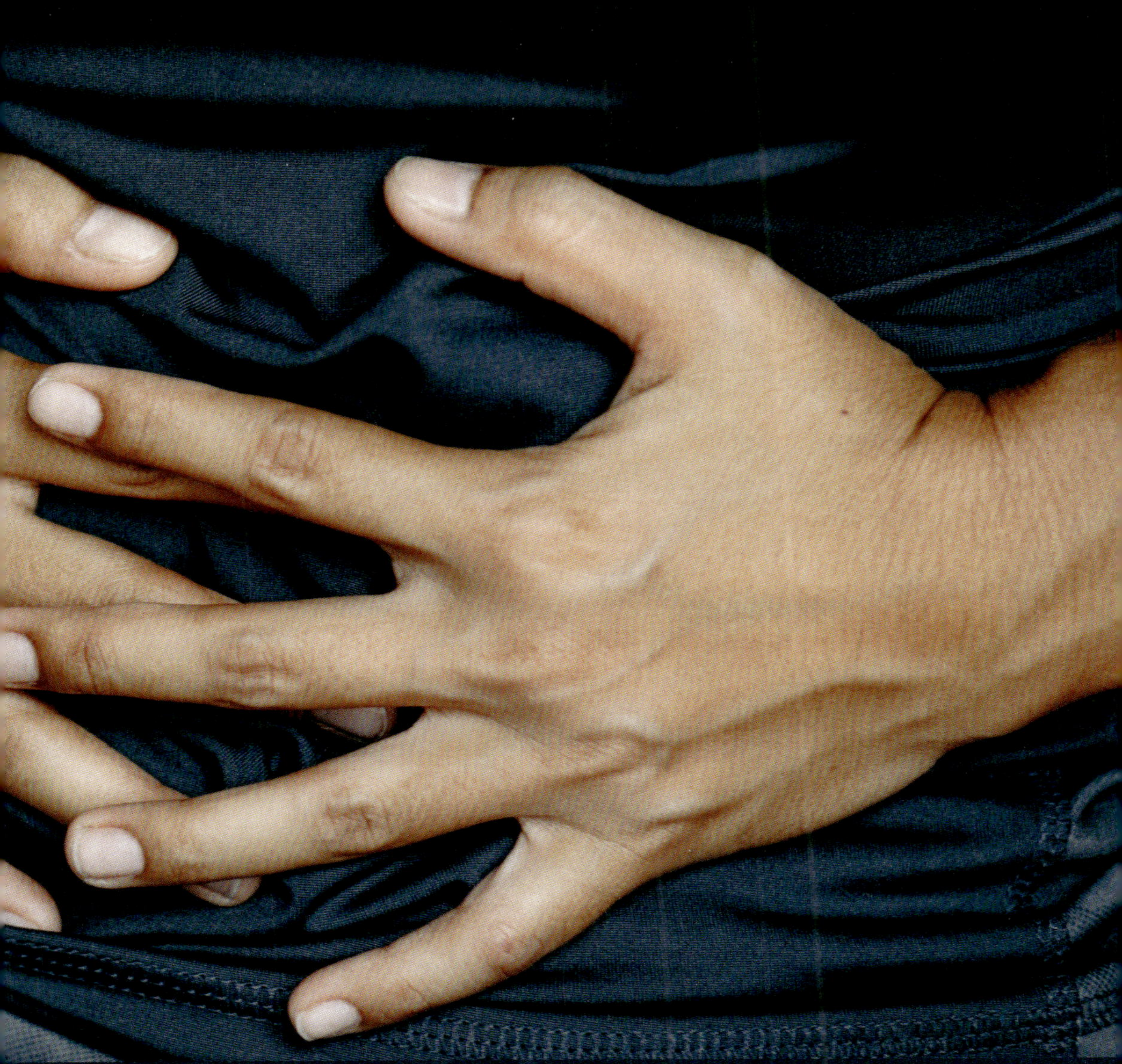

Eine Geschichte, die so oder ähnlich so vielen von uns passieren könnte

Als John erfuhr, dass er in zwei Wochen eine Prüfung hat, machte sein Magen schon jetzt Aufstände. Er wusste, dass seine Eingeweide verrückt spielten, wenn er gestresst war. Er war Sportler und kannte das Phänomen nur zu gut.

Bei Marathons kam es immer wieder vor, dass Sportler, so auch John, wie in Panik auf der Suche nach einer Toilette waren und nicht selten passierte es, dass sie diese nicht fanden. John war fest entschlossen, das nicht mit sich machen zu lassen. Er lernte zwei Wochen lang fleißig und achtete darauf, dass er sich ausreichend ausruhte, gesund aß und viel trank.

Am Tag der Prüfung fühlte er sich zuversichtlich und bereit. Doch sobald er sich an den Schreibtisch setzte, begann sich sein Magen wieder zu drehen. Er versuchte, sich auf die Prüfung zu konzentrieren, aber jedes Mal, wenn er auf das Papier schaute, dachte er nur daran, schnell eine Toilette zu finden. John begann zu schwitzen und sein Herz raste schneller als je zuvor.

Plötzlich spürte er, wie ihn eine Welle der Übelkeit überkam, und ohne weiter darüber nachzudenken, sprang er von seinem Sitz auf und rannte zur nächsten Toilette. Sobald er sie erreichte, übergab er sich. Johns Angst hatte eine weitere gastrointestinale Katastrophe verursacht!

> **„Der Darm ist der Vater aller Trübsal."**
>
> *Hippokrates*

VIP: CHRISTINA OBERGFÖLL

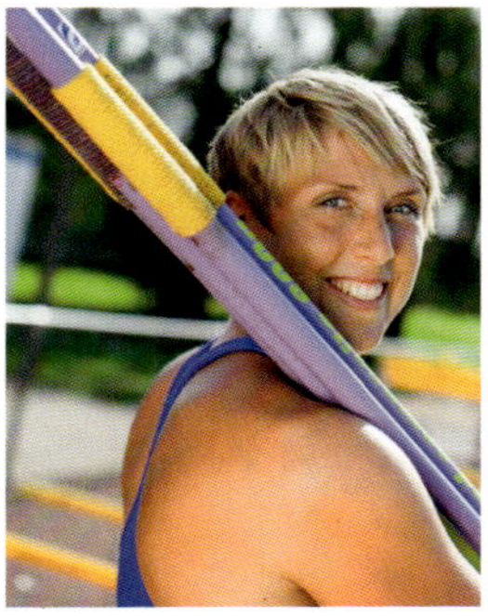

„Ich glaube, ich habe schon immer sehr viel Gutes für meinen Darm getan, auch wenn es nicht bewusst war. Mein Körpergefühl hat es mir einfach leicht gemacht, da ich sowieso Lust habe, die darmgesunden Sachen zu essen. Ich hatte, Gott sei Dank, so wenig Probleme, aber eine Situation ist mir noch in Erinnerung.

Ich hatte 2010 einen Magen-Darm-Virus und bin einfach nicht mehr von der Schüssel gekommen. Das war schrecklich, da habe ich gemerkt, wie Beschwerden einen völlig ausknocken. Und das genau zwei Tage vor einem wichtigen Start.

Ich wurde natürlich medizinsch „versorgt" und behandelt und habe mich trotz des Virus für einen Start entschieden. Ich habe gehofft, dass in einer Schnellkraftsportart wie dem Speerwerfen die Dehydrierung und die Leistungseinbußen nicht so stark ins Gewicht fallen würden. Ich wurde eines besseren belehrt und bekam natürlich Wadenkrämpfe während des Wettkampfes. Klar, ein Virus kann dich immer „niederraffen", da kann der Darm noch so gesund sein. Aber die Bewusstseinsschaffung welch großen Einfluss der Darm hat, das ist es, worauf es ankommt.

Darmprobleme sind ein weit verbreitetes Problem. Viele Menschen haben mit Verdauungsbeschwerden zu kämpfen. Die häufigsten Darmprobleme sind Verstopfung und Durchfall.

Unter **Verstopfung** verstehen wir einen Zustand, in dem der Stuhlgang schwierig ist oder ganz aufhört. **Durchfall** ist hingegen ein Zustand, in dem der Stuhlgang häufiger und flüssiger ist als gewöhnlich. Beides kann sehr unangenehm sein und zu einer Einschränkung des Wohlbefindens sowie von sozialen Aktivitäten im Alltag führen.

Doch nicht nur diese bekannten Probleme quälen Sportler. Wir haben noch eine Reihe weiterer Probleme, die auftreten können und nicht selten von Sportlern gar nicht als Magen-Darm-Probleme, die man in den Griff bekommen kann, wahrgenommen werden.

Dazu zählen:

- Übelkeit und Erbrechen;
- Reflux und Sodbrennen;
- Blähungen und Völlegefühl;
- Bauchschmerzen und Krämpfe sowie
- Seitenstechen.

Neben den klassischen Darmproblemen kann es natürlich auch zu Unverträglichkeiten oder Allergien kommen. Auch darüber wollen wir kurz sprechen. Hier sei aber schon gesagt, dass der Sport selbst meist nur eine Nebenrolle beim Auftreten spielt. Grundsätzlich sollte bei GIT-Problemen an der eigenen Ernährung und vielleicht auch an den eigenen Lebensgewohnheiten, wie Schlaf und Stress, gearbeitet werden.

Bevor wir jedoch darüber sprechen, was wir tun können, wenn die Verdauung nicht so läuft, wie geplant, müssen wir darüber sprechen, was wir unter „normal" verstehen.

Eine **normale** Verdauung und Stuhlgang ist ein komplexer Vorgang, der von vielen Faktoren abhängt. Viele Menschen haben eine Verdauung, die regelmäßig ist und keine großen Schwierigkeiten bereitet. Die meisten Menschen haben einen Stuhlgang zwischen ein- und dreimal pro Tag und bis zu jedem dritten Tag, diesen Zustand beschreiben wir als „normal".

Jeder Mensch hat hier seinen eigenen Rhythmus. Wichtig ist es, dass „normal" ist, was für dich üblich ist und keine Beschwerden verursacht. Neben der Häufigkeit des Stuhlgangs können wir auch die Form des Stuhls beschreiben und einordnen. Hierbei hilft uns eine Übersicht von sieben verschiedenen Arten.

STUHLSKALA NACH BRISTOL

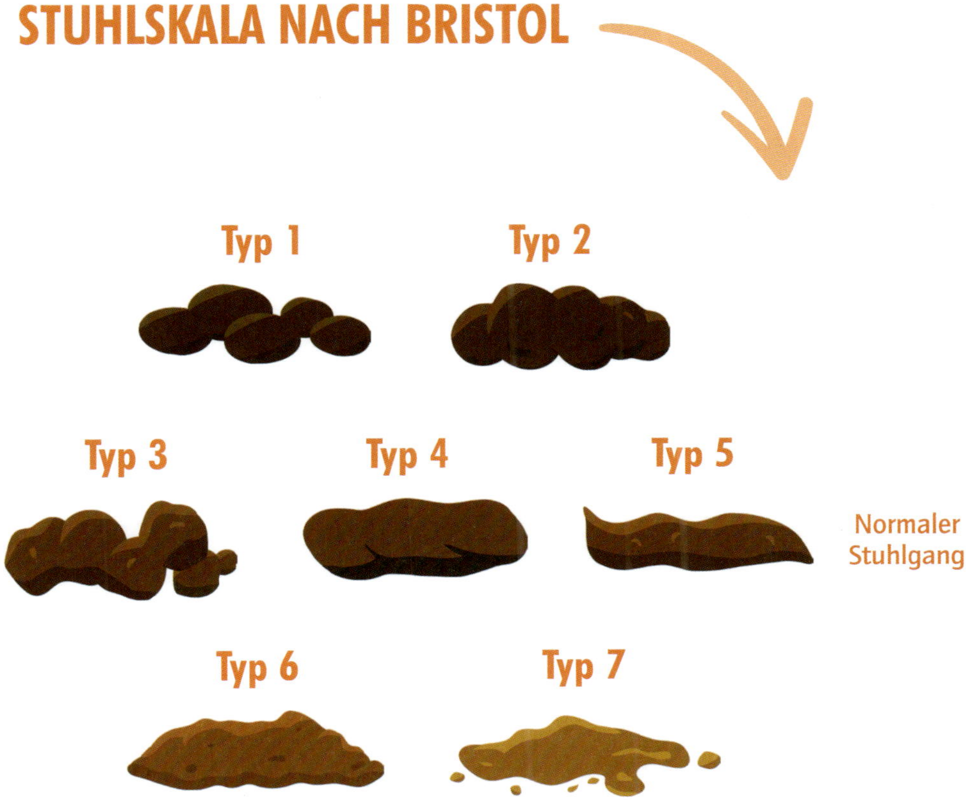

Ideal wäre ein Stuhlgang, der aussieht wie Nummer 3-5. Wenn du feststellst, es ist eher Typ 1 oder 2, dann deutet das auf Verstopfung hin. Bei Typ 6 und 7 haben wir es schon mit Durchfall zu tun und du solltest etwas unternehmen.

Auch die Farbe gibt uns Aufschluss darüber, ob alles funktioniert, wie es soll. Um es bildlich zu sagen, wenn dein Stuhl eine braune Farbe wie Schokolade hat, musst du dich nicht sorgen. Alles, was gelblich oder grünlich aussieht (sofern du nicht Spinat oder andere färbende Lebensmittel gegessen hast), sollte kontrolliert werden. Besonders schnell solltest du reagieren und einen Arzt aufsuchen, wenn du Blut im Stuhl feststellst.

Wenn die Verdauung jedoch nicht wie gewohnt abläuft oder Symptome wie Bauchschmerzen, Blähungen oder Durchfall dazukommen, kann dies ein Anzeichen dafür sein, dass etwas nicht stimmt. Verdauungsprobleme können viele Ursachen haben und oft ist es schwierig, festzustellen, was die genaue Ursache ist.

Häufige Gründe für Verdauungsprobleme sind:

- Nahrungsmittelunverträglichkeit,
- Magenschleimhautentzündung (Gastritis),
- Reflux (Rückfluss von Magensäure in die Speiseröhre),
- Laktoseintoleranz (Unverträglichkeit gegenüber Milchzucker),
- Irritable Bowel Syndrome (Reizdarmsyndrom):
  - Stress,
  - Medikamente und
  - chronische Darmerkrankungen.

Bei lang anhaltenden Verdauungsproblemen ist es wichtig, einen Arzt aufzusuchen, um die Ursache herauszufinden und sicherzustellen, dass es sich nicht um ein ernsteres Problem handelt. Mit dem Arzt können dann im Gespräch verschiedene Möglichkeiten besprochen werden, die Verdauung wieder in einen „normalen" Weg zu leiten. Hier kann auch eine Ernährungsberatung sehr hilfreich sein.

INFOBOX Ernährungsberatung, was ist das?

Ernährungsberater ist für viele Menschen ein Traumjob. Aus diesem Grund gibt es sie gefühlt wie Sand am Meer, die Ernährungsberater und Ernährungscoaches. Die fehlende Regulierung und staatliche Anerkennung für Ernährungsberater in Deutschland hat dazu geführt, dass sich jeder als solcher bezeichnen kann.

Ohne eine spezielle Ausbildung und gesetzliche Zertifizierung gibt es jedoch keinen Schutz vor Betrug oder irreführenden Praktiken. Das bedeutet, dass viele Menschen, die sich als „professionelle" Ernährungsberater bezeichnen, in Wirklichkeit gar kein Fachwissen über die Ernährungsgewohnheiten haben - sondern nur Vermutungen, die auf persönlichen Vorlieben (oder vielleicht sogar Traditionen) beruhen.

Um eine qualifizierte Beratung zu deinem Anliegen zu machen und Zuschüsse zu erhalten, verlangen die Krankenkassen, dass Ernährungsberater bestimmte Qualifikationen haben. Dazu gehören Abschlüsse von anerkannten Universitäten oder (Hoch-)Schulen und zusätzliche Zertifizierungen. Darauf solltest du bei deiner Auswahl immer achten.

Anbieter für qualifizierte Ernährungsberatung findest du beispielsweise hier:

- Netzwerk DR. AMBROSIUS - www.dr-ambrosius.de
- Berufsverband der Ökotrophologen - www.vdoe.de
- Berufsverband der Diätassistenten - www.vdd.de

- Hast du das Gefühl, etwas stimmt nicht?

Dann ist es wichtig, deinen Stuhlgang gut zu beobachten und alles, was dir auffällt, aufzuschreiben.

Dazu gehört:

- Wie oft hast du Stuhlgang?
- Hat sich die Form verändert?
- Wie ist die Farbe?
- Riecht es ungewöhnlich für dich?
- Hast du vermehrt Blähungen?
- Ist eventuell Blut im Stuhl? Wenn du diese Fragen mit „Ja" beantwortest und das Auftreten für dich neu ist, solltest du schleunigst Rücksprache mit einem Arzt halten.
- Was fällt dir sonst noch auf?

Du kannst hierzu auch unseren Reportingbogen kopieren und nutzen. Diesen kannst du dann wunderbar zum Arzt oder der Ernährungsfachkraft mitnehmen.

Reportingbogen Stuhlgang

Datum	Stuhlgang, Nummer der Skala	Das habe ich an Obst und Gemüse gegessen	Das habe ich getrunken	Diese Medikamente nehme ich	Das waren meine Beschwerden heute
Montag					
Dienstag					
Mittwoch					
Donnerstag					
Freitag					
Samstag					
Sonntag					

INFOBOX **Brauche ich Selbsttest-Stuhlanalysen?**

Die Deutsche Gesellschaft für Gastroenterologie, Verdauungs- und Stoffwechselkrankheiten (DGVS) hält Selbsttest-Stuhlproben zur Analyse des Darms für teuer und sinnlos. Es würde derzeit keine wissenschaftliche Grundlage für derartige Untersuchungen geben, heißt es.

Die DGVS weist jedoch darauf hin, dass ärztlich durchgeführte Stuhltests in vielen Bereichen der Gastroenterologie durchaus ihren Platz haben. So wird es bei der Darmkrebsvorsorge eingesetzt, um verstecktes Blut im Stuhl nachzuweisen.

Darüber hinaus kann auch die DNA von Darmbakterien aus dem Stuhl isoliert und analysiert werden. Dies wird zum Beispiel bei der Diagnose einzelner krank machender Erreger eingesetzt. Eine molekulargenetische Stuhlanalyse kann hilfreich sein, um die Ursache von lang anhaltenden Darmbeschwerden herauszufinden, die vom Hausarzt nicht abgeklärt werden konnten.

In manchen Fällen finden sich zum Beispiel bakterielle oder schleimhautbedingte Auffälligkeiten auch beim Reizdarmsyndrom. Aber auch bei anderen Erkrankungen, die bereits bekannt sind und zum Teil seit vielen Jahren medikamentös behandelt werden, kann eine Stuhlanalyse sinnvoll sein, um den Einfluss der Erkrankung und der Therapie auf das Darmmikrobiom zu beurteilen.

Jetzt ist klar, wie eine normale Verdauung aussehen sollte. Schauen wir uns an, welche Magen-Darm-Schwierigkeiten beim Sport auftreten können.

DER KAMPF MIT DARMPROBLEMEN BEIM SPORT

Bei Sportlern sind häufig Darmprobleme anzutreffen. Obwohl das genaue Ausmaß von Darmproblemen bei Sportlern unbekannt ist, schätzen Experten, dass Darmprobleme bei bis zu jedem zweiten Athleten vorkommen.

Die häufigsten Darmbeschwerden bei Sportlern sind Magen-Darm-Probleme wie Verstopfung, Durchfall, Sodbrennen und Magenschmerzen.

Warum treten diese Probleme auf?

Es spielen verschiedene Faktoren eine Rolle. Die **Art des Sports sowie die Ernährung „um" den Sport** spielt sicherlich eine Hauptrolle im Auftreten von Magen-Darm-Beschwerden.

Gerade Läufer leiden sehr häufig unter Beschwerden. Wenn du läufst, bewegt sich dein Unterleib im Verhältnis zum Boden auf und ab. Diese Bewegung verursacht Vibrationen, die auch in unserem Bauch zu spüren sind. Es ist möglich, dass einige dieser Erschütterungen Störungen oder Beschwerden in der inneren Funktionsweise verursachen; aber neben all diesen anderen Faktoren (wie z. B. der Fitness) könnte es auch einfach vom Laufen selbst kommen!

Eine Studie der University of Otago von Rehrer und Meijer sollte den Unterschied in der Vibration (Beschleunigung/Verzögerung) des Bauchs der Probanden beim Laufen im Vergleich zum Radfahren herausfinden. Sensoren wurden am Bauch von sechs Freiwilligen angebracht, die jeweils 30 Minuten lang mit dem Rad fuhren oder liefen.

Die Ergebnisse zeigten, dass Radfahrer, die schnell genug in die Pedale traten, ohne zwischen den Gängen bewegungslos anzuhalten, weniger Beschwerden hatten als Läufer, deren Schritte Phasen enthielten, in denen die Füße den Boden über die gesamte Länge berührten.

Die Beschleunigungsleistung ist ein wesentlicher Bestandteil dieser Messungen. Eine doppelblinde, placebokontrollierte Studie ergab, dass Läufer häufiger und intensiver GI-Symptome hatten als Radfahrer, wenn sie sich acht Stunden lang gleichmäßig bewegten, aber es gibt keine Garantie dafür, dass dies auch bei langfristigem Gebrauch oder selbst bei kurzen Aktivitätsimpulsen wie beim Laufen der Fall ist. Das sind erste Untersuchungen, die gemacht wurden, um eine Erklärung für das Phänomen zu finden.

Nicht nur der Sportler alleine macht den Unterschied, sondern auch die Sportart.

Neben der Art des Sports spielt vor allem auch **die Intensität und Dauer** eine große Rolle.

Studien von Joyner und Casey haben gezeigt, dass die erhöhte Aktivität unseres sympathischen Nervensystems (SNS) bei körperlicher Betätigung den Blutfluss von den Organen hin zu den arbeitenden Muskeln verändern kann. Akute körperliche Anstrengung ist mit einem starken Anstieg des Flusses von sauerstoffreichem Blut zum aktiven Muskel und einer Verringerung des Flusses in die entgegengesetzte Richtung verbunden. Das führt dazu, dass unser Körper von einem optimalen Zustand abweicht.

Die Verringerung kann größtenteils auf eine erhöhte sympathische Nervosität zurückgeführt werden, die sowohl die Freisetzung von Angiotensin II als auch von Vasopressin auslöst - zwei Hormone, die eng miteinander verbunden sind und für den Ausgleich des Blutdrucks verantwortlich sind. Wenn dies über einen längeren Zeitraum oder bei intensiven Belastungen wie Laufen geschieht, wird der Magen und der Darm immer weniger gut durchblutet und mit Nährstoffen und Sauerstoff versorgt. Dies kann in vielen Fällen zu schweren Problemen im Magen und Darm führen.

Um diese Beschwerden bei körperlicher Betätigung zu vermeiden, ist es sinnvoll, die Intensität deines Trainings zu verringern (wenn möglich, nicht immer ist das eine Option). Für alle, die mit hohen Intensitäten trainieren „müssen" und/oder an Wettkämpfer teilnehmen, gibt es noch die Option des „Darmtrainings", das wir in Kapitel III nähe beschreiben. Man sollte Dehydrierung zu vermeiden. Ein ungünstiges Trinkverhalten (zu viel, zu wenig, zu salzig, zu viele Kohlenhydrate etc.) führt ebenfalls häufig zu Mager-Darm-Problemen.

Exkurs: Die Begriffe hyperton, hypoton, isoton – oder wie trinke ich richtig?

Eine *hypertone* Flüssigkeit ist eine Flüssigkeit, die eine höhere Konzentration an gelösten Stoffen hat als eine andere Flüssigkeit. Mit anderen Worten: Sie enthält mehr gelöste Teilchen als die andere Flüssigkeit.

Das kann passieren, wenn ein Lösungsmittel (wie Wasser) verdampft und die gelösten Teilchen zurücklässt. Das bedeutet für dich: Immer, wenn du Getränke trinkst, die mehr Teilchen, bei uns bspw. Salze, Mineralstoffe und Kohlenhydrate, haben, als dein Körper oder dein Blut gerade, dann entziehst du deinen Zellen Wasser. Das ist das Phänomen, warum du auf hoher See mit Salzwasser verdursten würdest. Durch den hohen Salzgehalt würdest du langfristig vertrocknen.

Für dich sind hypertone Getränke nur dann sinnvoll, wenn du erst mit Sport gestartet bist, sich dein Körper noch nicht mit der Schweißzusammensetzung angepasst hat, du also noch sehr viel Salz verlierst.

Dein ideales Getränk für nach dem Sport wäre dann zum Beispiel eine Saftschorle eins zu eins verdünnt mit Salz oder eine dünne Brühe. Das gilt natürlich nur, wenn du nicht über das Essen schon ausreichend Salze aufgenommen hast. Der Begriff hyperton bezieht sich nicht nur auf den Salzgehalt, sondern u. a. auch auf den Kohlenhydratgehalt in Flüssigkeiten. Getränke, die über 6-8 % Kohlenhydrate enthalten, wie z. B. Limonaden (ca. 10 %), gelten als hyperton.

Eine *hypotone* Flüssigkeit ist eine Flüssigkeit, die eine geringere Konzentration an gelösten Stoffen hat als eine andere Flüssigkeit. Mit anderen Worten, sie hat weniger gelöste Teilchen als die andere Flüssigkeit.

Das bedeutet für dich: Immer, wenn du viel Wasser verlierst, was beim Schwitzen häufig der Fall ist (allerdings nur, wenn du gut trainiert bist!), dann ist ein Getränk mit weniger Teilchen für dich der ideale Ausgleich. Hier kannst du auf dünnere Saftschorlen eins zu drei mit einer Prise Salz zurückgreifen.

Eine *isotone* Flüssigkeit ist eine Flüssigkeit, die die gleiche Konzentration an gelösten Stoffen hat wie eine andere Flüssigkeit. Da wir nie isoton schwitzen, ist es im Sport selten der Fall, dass wir auf isotone Getränke zurückgreifen sollten. Auf dem Markt sind die „isotonen" Getränke aber meist solche, die du als Freizeitsportler gut beim Sport verwenden kannst.

Schaue aber auf das Etikett, es sollten pro Liter circa 1-2 Gramm Salz bzw. 400-800 Milligramm Natrium enthalten sein. Der Bereich um circa 60 Gramm Kohlenhydrate pro Liter ist als isoton zu werten.

Neben hypotonen Lösungen sind solche Lösungen bzw. Getränke gut verträglich und liefert dabei mehr Energie. Verträglich ist es bis zu 90 Gramm oder 100 Gramm Kohlenhydrate pro Liter (mit entsprechendem Magen-Darm-Training), wobei solche Mengen in jedem Fall immer vor dem „Ernstfall" Wettkampf im Training trainiert werden sollten. Isoton ist also ideal, um Wasser, Elektrolyte und Energie zuzuführen.

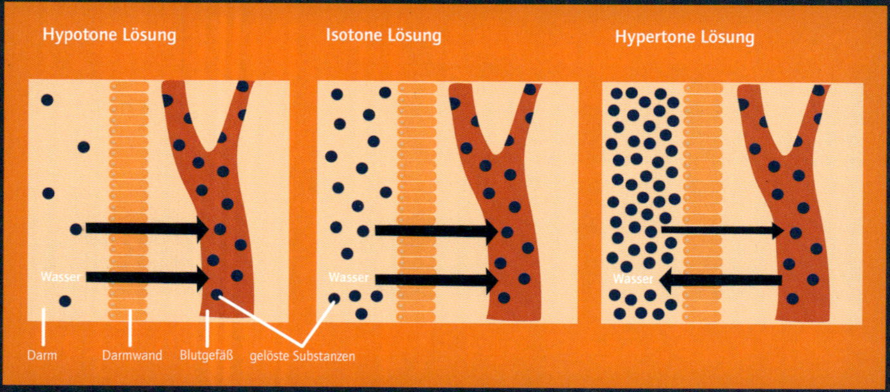

DEIN IDEALES SPORTGRTRÄNK

Zutaten:
Sirup, Wasser, Salz

Zubereitung:
Mische dein Getränk so, dass du auf 750 ml Wasser ca. 45-60 g Kohlenhydrate hast und 0,75-1,2 g Salz, bei 500 ml Getränk ca. 30-40 g Kohlenhydrate und 0,5-0,8 g Salz.

Und so geht´s:
Berechne mit deinem Sirup oder Saft die gewünschte Kohlenhydratmenge.

Als Beispiel:
100 ml Sirup hat 75 g Kohlenhydrate
Für 60 g Kohlenhydrate benötigst du dann 60 g / 75 g * 100 ml = 80 ml Sirup und 750 ml Wasser.

Hier fügst du dann noch 0,75-1,2 g Salz hinzu und fertig ist dein Getränk.

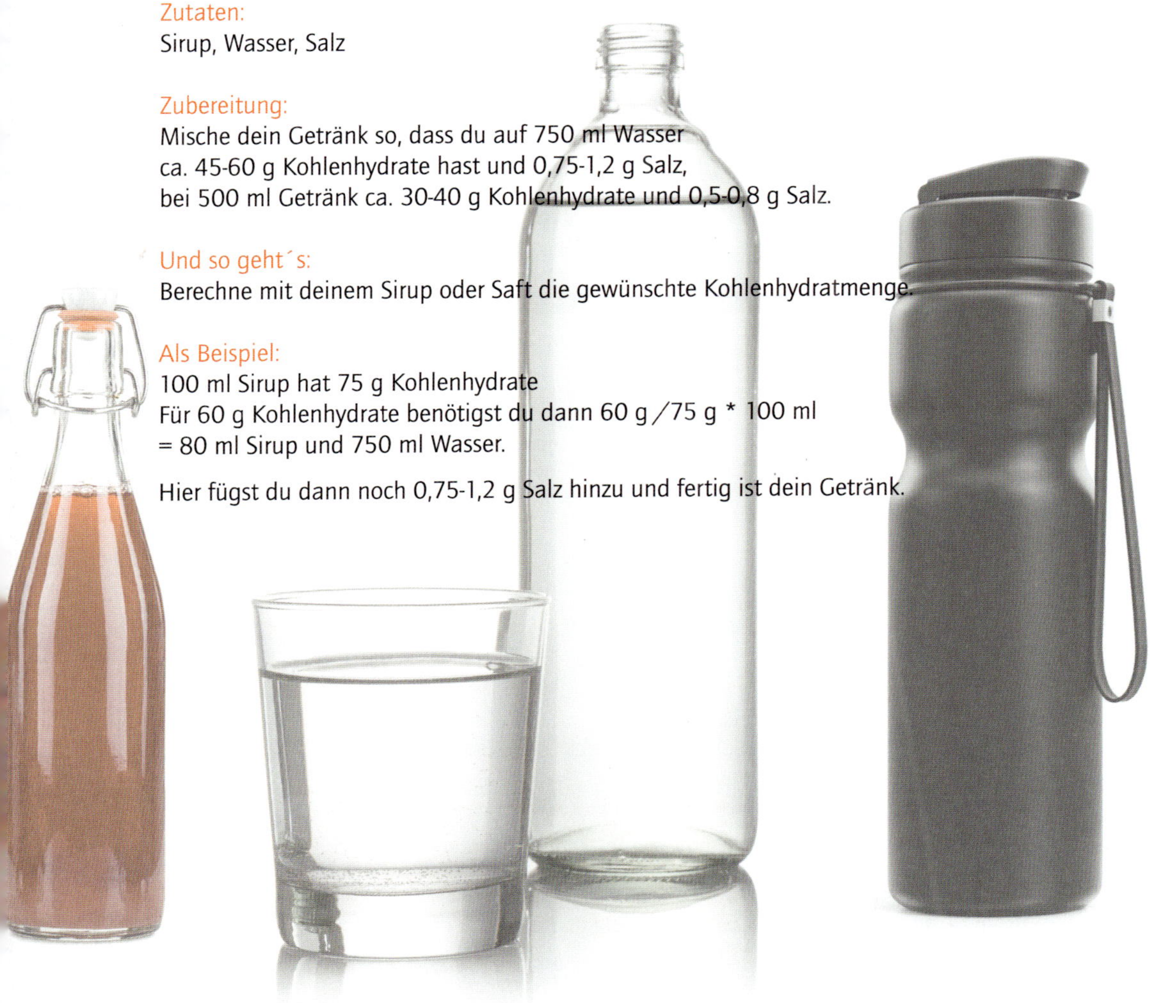

WAS MACHT BEWEGUNG & SPORT MIT DEM MAGEN-DARM-TRAKT

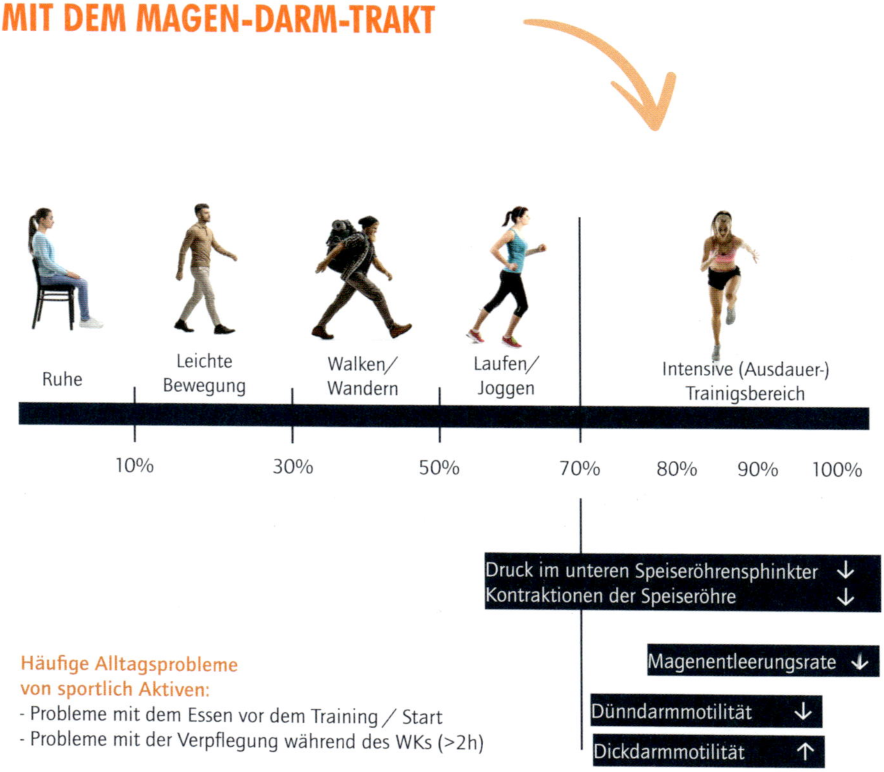

Wenn wir uns über das richtige Trinken beim Sport unterhalten oder besser darüber schreiben, müssen wir hier auch noch auf den Begriff der Osmolarität eingehen.

Die Konzentration der gelösten Teilchen in einer Lösung wird als **Osmolarität** bezeichnet. Die Osmolarität wird normalerweise in der Einheit Osmol pro Liter gemessen. Ein **Osmol** ist definiert als die Anzahl der Teilchen, die erforderlich ist, um den osmotischen Druck einer Lösung um eine Atmosphäre zu erhöhen. Der osmotische Druck ist der Druck, der erforderlich wäre, um den Durchfluss von Wasser durch eine halbdurchlässige Membran zu verhindern.

Hat eine Lösung beispielsweise eine Osmolarität von einem Osmol pro Liter, so ist ein Druck von einer Atmosphäre erforderlich, um den Durchfluss von Wasser durch eine halbdurchlässige Membran zu verhindern. Die Osmolarität einer Lösung kann durch Hinzufügen oder Entfernen gelöster Teilchen beeinflusst werden.

➤ Was bedeutet das jetzt für dich?

Im Sport ist es wichtig, um Darmbeschwerden zu vermeiden, die richtige Flüssigkeit zu trinken. Je nachdem, was du ausschwitzt und wie viel davon, muss genau das ausgeglichen werden. Im Alltag solltest du auf energiehaltige Getränke verzichten, vor, während oder nach dem Sport ab einer Dauer von 90 Minuten und bei kurzer hoher Intensität sind isotone Getränke hilfreich. Bei geringer Belastungsintensität benötigst du wenig Kohlenhydrate, aber dennoch Wasser und Natrium – dementsprechend hypotone bis isotone Lösungen. Bei hohen Belastungsintensitäten benötigst du ausreichend Kohlenhydrate und auch Natrium.

ZUSAMMENSETZUNG DES SCHWEIẞES

	Natrium mg/l	Chlorid mg/l	Kalium mg/l	Magnesium mg/l	Calcium mg/l
Schweiß	413-1.091	533-1.495	121-225	4-34	13-67

Veränderung der Konzentration der Elektrolyte im Schweiß

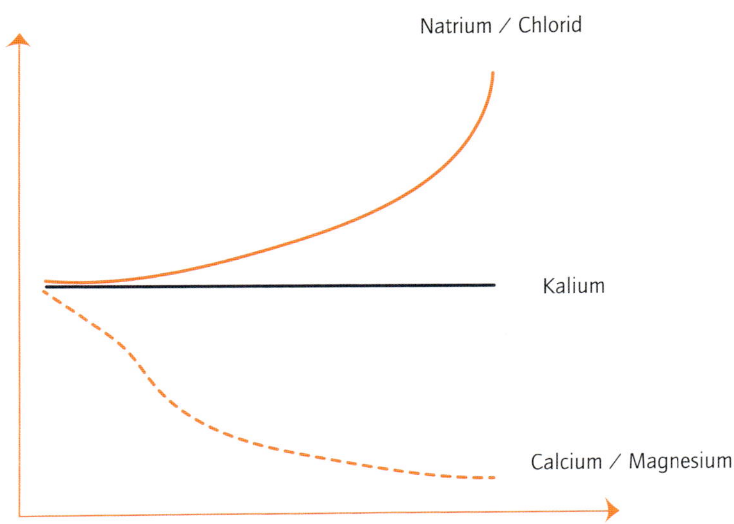

INFOBOX **Zur Bestimmung deiner individuellen Schweißrate kannst du folgendermaßen vorgehen**

BERECHNUNG DER INDIVIDUELLEN SCHWEISSRATE

BEISPIEL
Gewicht vor dem Training:
72 Kilogramm (kg)
Gewicht nach dem Training:
70 Kilogramm (kg)
Trainingsdauer: 2 Stunden
Zugeführte Getränke: 0,5 Liter (kg)
Urinproduktion: pro Toilettengang pauschal 0,3 Liter (kg) ansetzen
(oder genau messen)

FORMEL
Schweiß (in Litern)
= Gewicht vorher
- Gewicht nachher
+ Trinkmenge
- Urinproduktion
Rechnung:
72 kg - 70 kg + 0,5 kg - 0,3 kg = 2,2 kg in zwei Stunden
(und damit 1,1 Kilogramm pro Stunde)

TIPP
70-80 Prozent des Flüssigkeitsverlusts sollten schon während der Trainingseinheit ersetzt werden, sofern sie länger dauert und intensiv ist. Das entspricht in diesem Beispiel etwa 0,77-0,88 Litern pro Stunde.

Funktionsstörungen des Magen-Darm-Trakts

Aus den Statistiken der letzten drei Jahre geht hervor, dass etwa 20 Prozent aller befragten Athleten an einer Erkrankung des Magen-Darm-Trakts leiden. Diese sind jedoch für 75 Prozent aller Ausfalltage verantwortlich. Es ist schwierig, die sportliche Leistung zu untersuchen, weil sie so komplex ist, aber es gibt den Eindruck, dass Athleten mit Funktionsstörungen im Magen-Darm-Trakt weniger Fortschritte machen, als andere Sportler.

Funktionsstörungen des Magen-Darm-Trakts lassen sich in vier Bereiche einteilen:

1. Verdauung (Kauen und Peristaltik);
2. Absorption, die vor allem durch Enzyme verursacht wird, die die Nahrung aufspalten, bevor sie in den Körper gelangt;
3. Transport für Dinge wie wasserlösliche Nährstoffe durch die Zellschichten, ohne vorher aufgespalten zu werden – das bedeutet, dass du ein intaktes Membransystem brauchst, damit nichts durch diese Kanäle nach außen dringt;
4. Entzündung, bei der es zu einer Immunaktivierung kommt.

Alle Bereiche sind miteinander verbunden. Das bedeutet, dass es selten ist, ein Problem in nur einem Bereich zu finden. In diesem Abschnitt wollen wir über den Dünndarm sprechen und darüber, wie eine erhöhte Durchlässigkeit des Darms es dem Immunsystem erschweren kann, richtig zu arbeiten. Dies kann viele verschiedene Probleme verursachen, von denen wir noch nicht genau wissen, welche es sind.

Der Begriff **Leaky-Gut-Syndrom** wird oft in diesem Zusammenhang verwendet, um eine ausgedehnte Störung des Dünndarms zu beschreiben.

Vielleicht hast du schon vom „Leaky-Gut-Syndrom" gehört, weißt aber nicht genau, was es ist. Grundsätzlich ist das **Leaky-Gut-Syndrom** eine Erkrankung, bei der die Darmschleimhaut geschädigt und dadurch durchlässiger wird (erhöhte intestinale Permeabilität). Dadurch können Bakterien und andere Substanzen durch die Schleimhaut in den Blutkreislauf gelangen, wo sie Entzündungen und andere Probleme verursachen können.

Das Leaky-Gut-Syndrom war lange Zeit keine anerkannte Krankheit, aber man geht davon aus, dass es relativ häufig vorkommt und für eine Vielzahl von Gesundheitsproblemen verantwortlich sein kann. In den vergangenen Jahrzehnten hat die Forschung (Pubmed-Recherche unter den Schlagwörtern „Leaky" „gut"; 2008: 17 Treffer, 2021: 154 Treffer) zur intestinalen Permeabilität stark zugenommen. In wissenschaftlichen Datenbanken gibt es mehr als 100 Veröffentlichungen pro Jahr dazu.

Zu den Symptomen des Leaky-Gut-Syndroms können Verdauungsprobleme, Müdigkeit, Gelenkschmerzen, Hauterkrankungen und Nahrungsmittelunverträglichkeiten gehören. Menschen, die viel Sport treiben, sind häufiger betroffen, an Atemwegserkrankungen zu leiden, wo die Durchlässigkeit des Darms auch eine große Rolle spielt.

Die Assoziationen zwischen intestinaler Permeabilität und immunologischen Symptomen wie Asthma, Atemwegsinfektionen, chronischen Entzündungen (z. B. Arthritis) und Allergien werden derzeit mit einem verstärkten Antigenkontakt der Immunzellen und einer daraus resultierenden chronischen Entzündung aufgrund der Öffnung kleiner Zwischenräume im Darm erklärt. In der Tat zeigen Marker für eine erhöhte intestinale Permeabilität bei einigen Menschen eine hohe Korrelation mit Entzündungsmarkern.

Ein gutes Bewegungsmanagement ist die Voraussetzung für ein angemessenes Entzündungsmanagement. Das bedeutet, dass du versuchen solltest, alles an deinem Lebensstil und im sportlichen Alltag zu beseitigen, was zu chronischen Entzündungen führt.

Bewegungsstress kann zu einer erhöhten Durchlässigkeit des Darms führen. Dieser Effekt verschwindet jedoch nach kurzer Zeit wieder. Dies scheint ähnlich zu sein wie die durch Sport ausgelöste Entzündung, die Aktivierung des Sympathikus und die Kortisolausschüttung: Akute Spitzen sind Teil der normalen Anpassung unseres Körpers, aber chronische Anstiege können Probleme verursachen.

APOTHEKERTIPP **Glutamin**

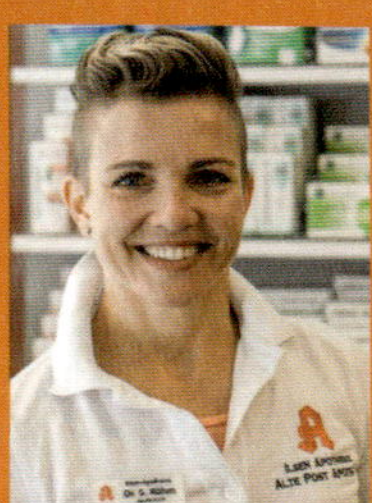

Glutamin ist eine Aminosäure, die in großen Mengen im menschlichen Körper vorkommt. Sie wird in den Muskeln produziert und vom Körper zur Herstellung von Proteinen verwendet. Glutamin ist auch wichtig, um die Gesundheit des Darms zu erhalten und Lecks im Darm zu verhindern. Darüber hinaus spielt Glutamin eine Rolle bei der Immunfunktion und bei der Zellvermehrung.

Aus diesen Gründen wird Glutamin häufig von Sportlern und anderen Menschen, die ihre Gesundheit optimieren wollen, als Nahrungsergänzungsmittel mit 2-5 Gramm pro Tag eingenommen. Obwohl Glutamin im Allgemeinen als sicher gilt, kann es Nebenwirkungen wie Magen-Darm-Beschwerden verursachen.

Die Mechanismen, die zu einem undichten Darm und einer chronischen Immunaktivierung mit chronischer Entzündung führen können, könnten erklären, warum manche Menschen sagen, dass sie sich nach dem Sport schlecht fühlen. Dies liegt daran, dass eine chronische Entzündung einen negativen Einfluss auf die Geweberegeneration haben kann, was die Leistung eines Sportlers beeinträchtigen könnte. Sportler sollten versuchen, alles zu tun, um die Gesundheit des Darms während ihres Anpassungsprozesses zu erhalten.

Es gibt keinen spezifischen Test für das Leaky-Gut-Syndrom, aber einige Labortests können den Grad der Entzündung oder der Durchlässigkeit des Darms messen. Derzeit gibt es auch noch keinen Konsens über die genaue Diagnostik oder deren Ablauf.

Es gibt zwar keine Heilung für das Leaky-Gut-Syndrom an sich, aber eine Umstellung der Ernährung und des Lebensstils kann helfen, den Darm zu heilen und die Symptome zu lindern. Probiotika, Omega-3-Fettsäuren und Glutamin gelten als hilfreich bei der Behandlung des Leaky-Gut-Syndroms.

PRAXISEINBLICK von Dr. Gerrit Keferstein

„In der Praxis handhaben wir es so, dass Athleten, die eine diffuse Konstellation von immunologischen Symptomen (eventuell in Kombination mit erhöhten hs-CRP-Werten) aufweisen, ohne weitere spezifische Leaky-Gut-Diagnostik von uns ein individualisiertes Behandlungsprotokoll erhalten. Dieses vierstufige und achtwöchige ‚ELIMINATE, EXTINGUISH, REPAIR, REPOPULATE'-Protokoll beinhaltet:

- ELIMINATE: Managementstrategien zur Reduktion von potenziellen Auslösern einer intestinalen Permeabilität wie Gluten, Zucker, Alkohol, individuellen Nahrungsmittelantigenen (Diagnostik über Eliminationsdiät), psychosozialem Stress und Tabak (z. B. Oraltabak).
- EXTINGUISH: Entzündungsmoderierende Strategien wie Optimierung des Omega-3-/Omega-6-Verhältnisses, Kurkuma, Weihrauch, Pfefferminz, Ingwer.
- REPAIR: Strategien, die zu einer physiologischen Darmbarriere beitragen können. Glutamin, Zink, Vitamin D, Zeolith.
- REPOPULATE: Strategien zur Balancierung des Mikrobioms. Präbiotika (grünes Gemüse, ballaststoffreiche Ernährung), Probiotika (Kefir, griech. Joghurt) – naturnahe Produkte ohne Zusatzstoffe.

Unsere subjektive Erfahrung zeigt, dass sich viele Symptome innerhalb von acht Wochen maßgeblich reduziert haben, was sich regelmäßig in einer verbesserten Leistungsfähigkeit zeigt. Symptome, die danach noch vorhanden sind, werden bei klinischer Relevanz mit den entsprechenden Spezialisten gegebenenfalls abgeklärt."

Quelle: Sportärztezeitung

Neben all den Faktoren, die die Beschwerden eher vermehren, gibt es auch einen Faktor, der uns allen zugutekommt. Im **Alter** nehmen Verdauungsbeschwerden ab. Auch mal eine positive Entwicklung des Älterwerdens. Wahrscheinlich ist es so, dass ältere Sportler nicht mehr so anfällig auf die Ausschüttung von Stresshormonen reagieren.

Es wird teilweise auch weniger intensiv trainiert, sodass sich die Situation, die normalerweise Beschwerden verursacht, automatisch entspannt. Die Durchblutung ist weniger stark verringert, was zu deutlich weniger Problemen führt.

Ein weiterer Faktor ist das **Geschlecht**. Der Unterschied zwischen Männern und Frauen, wenn es um das Auftreten von Beschwerden geht, ist eindeutig. In den meisten Fällen berichten Frauen häufiger und schneller über Beschwerden als ihre männlichen Kollegen.

Eine Erklärung hierfür ist, dass Frauen viel besser auf ihre Körpersignale hören und eine andere Körperwahrnehmung haben. So werden viele Beschwerden bei Frauen deutlich häufiger beobachtet, als das bei Männern der Fall ist. Teilweise hängen die Beschwerden auch stark mit dem weiblichen Zyklus zusammen.

Wir haben nun die meisten Faktoren geklärt, die zum Auftreten von Beschwerden führen können.

Schauen wir uns jetzt die Beschwerden näher an.

Verstopfung und Durchfall

Experten glauben, dass mehrere Faktoren eine Rolle spielen. Zunächst einmal kann es zu Verstopfung kommen, weil während des Trainings weniger Zeit und Gelegenheit für einen Gang zur Toilette ist.

Zu den Lebensmitteln, die Probleme verursachen können, gehören solche mit hohem Ballaststoff- und Fettgehalt. Fettreiche Lebensmittel verlangsamen oft die Verdauung, was zu Verstopfung führen kann. Zudem liegen sie „schwer", also lange im Magen.

Ballaststoffreiche Lebensmittel können ebenfalls Probleme verursachen, da sie die Stuhlmenge erhöhen, die sich durch den Darm bewegt, aber auch viel Wasser binden. Die Art der Ballaststoffe spielt hier eine große Rolle. Darüber hinaus können Nahrungsergänzungsmittel wie Magnesium und Kalzium das Risiko von Problemen wie Verstopfung und Durchfall erhöhen.

PROTIPP

Bei Verstopfung kannst du hoch dosiert Magnesium einnehmen, 700-1.000 Milligramm, das wirkt abführend. Wichtig dabei ist es, ausreichend zu trinken.

Harte Trainingseinheiten können auch zu Dehydrierung führen, was wiederum Verstopfung begünstigt.

Eine andere Theorie besagt, dass der Darm während des Trainings weniger arbeitet. Das liegt daran, dass der Blutfluss zu den Muskeln umgeleitet wird. Der Darm wird daher mit weniger Nährstoffen und Sauerstoff versorgt, was zu einer Abnahme der Darmtätigkeit führen kann. Diese Verlangsamung kann zu Verstopfung führen.

Zudem können Adrenalin und andere Stresshormone (Katecholamine), die während des Trainings ausgeschüttet werden, zu Durchfall führen. Das Trinken von großen Mengen Wasser oder Elektrolytlösung, insbesondere mit einem hohen Natriumgehalt, kann Magenschmerzen verursachen.

Auch das Immunsystem kann während oder nach einem intensiven Training runterreguliert sein, was bedeutet, dass Bakterien oder Viren, die normalerweise im Magen-Darm-Trakt harmlos sind, leicht in den Blutkreislauf gelangen und zu Darminfektionen führen können. Es kann sich bei längerer Verdauung von großen Mahlzeiten (insbesondere Proteinmahlzeiten) Fermentation im Dünndarm entwickeln, die entweder heftige Bauchschmerzen oder Blähungen/Völlegefühl verursachen kann.

Übelkeit und Erbrechen

Es gibt einige Sportstars, die in wichtigen Momenten nicht auf die Signale ihres Körpers gehört haben, und das ist sie teuer zu stehen gekommen.

Lionel Messi zum Beispiel übergab sich während eines Länderspiels auf dem Spielfeld; es war nicht das erste Mal in seiner Karriere. David Beckham übergab sich bei der Fußballweltmeisterschaft 2006, und Tennisspieler Pete Sampras übergab sich bei den US Open 1996 hinter der Grundlinie.

„Sich die Seele aus dem Leib kotzen", dieser Spruch ist vielen Athleten leider nicht nur als Spruch im Kopf. Viele Athleten haben es schon selbst erlebt.

> Doch was genau passiert da im Körper?

Das Brechzentrum ist ein kleiner Bereich des Gehirns, der für die Koordination des komplexen Prozesses des Erbrechens verantwortlich ist. Dieses Zentrum wird aktiviert, wenn es Signale von der Chemorezeptor-Triggerzone und den peripheren Sinnesnerven erhält. Die Kombination aus extremer Anspannung und viel Adrenalin ist fast schon ein Garant für Übelkeit und manchmal auch Erbrechen.

INFOBOX **Chemorezeptor-Triggerzone**

Die Zone, die für die Auslösung von Übelkeit und Erbrechen verantwortlich ist (mit dem Brechzentrum), befindet sich an der Basis des vierten Ventrikels im Gehirn. Sie kann durch Substanzen und Toxine stimuliert werden, die über das Blut in das Gehirn gelangen. Das Brechzentrum befindet sich außerhalb der Blut-Hirn-Schranke. Eine weitere Möglichkeit, es zu aktivieren, sind Impulse des Vagusnervs.

Übelkeit kann eine häufige Nebenwirkung von Sport sein. Dies geschieht, wenn der Körper Blut von den Organen zu den Muskeln schickt, die während der Aktivität mehr Blut benötigen. Wenn der Magen-Darm-Trakt betroffen ist und jetzt weniger durchblutet ist, fühlen wir uns übel. Außerdem brauchen unsere Lungen mehr Luft, um unsere erhönte Aktivität zu unterstützen, also atmen wir schneller. Dieses vermehrte Schlucken von Luft kann ebenfalls zu Übelkeit führen.

Eine weitere häufige Ursache für Übelkeit nach dem Sport ist eine Unterzuckerung. Während des Sports wird Zucker schneller verbraucht, und wenn der Körper den Zuckermangel spürt, reagiert er mit Übelkeit und anderen Symptomen wie Zittern, Kopfschmerzen und Schwindel.

Daher ist es ratsam, einer Unterzuckerung durch eine kohlenhydratreiche Mahlzeit vor dem Sport vorzubeugen. Aber nicht nur Unterzuckerung kann zu Übelkeit führen, auch ein Zuviel an Essen und Nährstoffen. Hiervon sind alle Nährstoffe betroffen, also Kohlenhydrate, Fette und Eiweiße. Ein Zuviel direkt vor oder während des Sports führt meist zu Übelkeit.

Wir sehen also, dass es viele Möglichkeiten gibt, warum uns übel werden kann. Die Hormone und das Essen oder Nichtessen spielen die entscheidende Rolle.

Reflux und Sodbrennen

Eine wichtige Aufgabe des GITs ist es, das Essen vom Mund an immer weiter zu transportieren. Reflux entsteht, wenn Mageninhalt in die Speiseröhre zurückfließt. Die häufigsten Symptome von Reflux sind Sodbrennen und Verdauungsstörungen, aber er kann auch andere Probleme wie Brustschmerzen, Husten und Schluckbeschwerden verursachen.

Reflux wird durch eine Kombination von Faktoren verursacht, darunter die Ernährung, der Lebensstil und die Anatomie bzw. die Körperposition. Radfahrer neigen eher zu Reflux als Läufer. Wenn du zum Beispiel große Mahlzeiten isst oder dich kurz nach dem Essen hinlegst, kann das zu Reflux führen.

Bestimmt hat schon fast jeder einmal die Erfahrung mit Sodbrennen gemacht. Wenn wir nur an üppige Familienfeste denken und viel essen und vielleicht das eine oder andere Glas Alkohol konsumieren, dann führt das fast immer zu Unwohlsein und Sodbrennen.

➤ Doch was genau ist Sodbrennen und was passiert beim Sportler?

Sodbrennen ist, wenn die Säure aus dem Magen in die Speiseröhre aufsteigt und deren Schleimhaut reizt. Dies kann einen brennenden Schmerz hinter dem Brustbein verursachen, der als „saurer Reflux" bekannt ist. Wenn das ab und zu vorkommt, ohne dass andere Symptome vorhanden sind, ist mit uns alles in Ordnung. Beim Sportler gibt es verschiedene Ursachen für Sodbrennen.

Wenn du deinen Oberkörper beim Sport nach vorne beugst, übt er Druck auf den Magen aus, dessen Inhalt dann gegen einen Ring aus Muskeln drückt, der in Richtung Speiseröhre verläuft. Das führt zu Sodbrennen, weil dieses Gewebe nachgibt und durch das Zusammenwirken all dieser Kräfte erschlafft!

Auch saures Aufstoßen (eine ganz milde Form des Sodbrennens) ist nicht ungewöhnlich, aber es kann unangenehm sein. Dies entsteht, wenn du beim Sport Luft schluckst, durch schnelles Atmen oder auch beim Trinken unter Belastung. Dann kann auch die Magensäure nach oben gedrückt werden.

Eine weitere Möglichkeit für Sodbrennen beim Sport ist ein Funktionsverlust der Speiseröhre.

Es wird vermutet, dass die Selbstreinigung der Speiseröhre durch die Anstrengung beim Sport nicht so gut funktioniert wie sonst.

Normalerweise wird Mageninhalt, der in die Speiseröhre aufsteigt, durch kreisende Bewegungen der Speiseröhre wieder nach unten geschoben. Es ist möglich, dass diese Bewegungen eingeschränkt sind, wenn jemand aktiv ist. Hinzu kommt, dass viele Sportler durch den Mund atmen, wodurch viel Feuchtigkeit aus der Atemluft verloren geht. Dadurch kann es passieren, dass weniger Speichel geschluckt wird, der zur Reinigung der Speiseröhre beiträgt.

Es gibt verschiedene Möglichkeiten, das Risiko, an Reflux oder Sodbrennen zu erkranken, zu verringern. In erster Linie sollte man sich darüber im Klaren sein, welche Lebensmittel und Getränke das Risiko erhöhen, und versuchen, diese zu vermeiden. Darüber hinaus ist es wichtig, häufiger kleinere Mahlzeiten zu sich zu nehmen.

Blähungen und Völlegefühl

Die meisten Menschen kennen das Gefühl von Blähungen, aber was genau sind Blähungen? **Blähungen** entstehen, wenn sich Gase im Darm ansammeln und durch den Enddarm und den Anus ausgestoßen werden. Das Gas besteht zu etwa 79 Prozent aus Stickstoff und zu etwa 21 Prozent aus Kohlendioxid, weshalb es erdig riecht.

Obwohl die genauen Ursachen für Blähungen noch nicht vollständig geklärt sind, geht man davon aus, dass sie auf eine Kombination aus verschluckter Luft, Bakterien im Darm und der Zersetzung der Nahrung im Darm zurückzuführen sind. Manche Menschen sind anfälliger für Blähungen als andere, aber es gibt ein paar Dinge, die jeder tun kann, um das Auftreten von Blähungen zu verringern.

Langsames Essen und der Verzicht auf kohlensäurehaltige Getränke können zum Beispiel dazu beitragen, die Menge der geschluckten Luft zu reduzieren. Außerdem können Probiotika dazu beitragen, die Menge an Blähungen zu verringern, die von den Bakterien im Darm produziert werden.

Schließlich kann auch die Wahl von Lebensmitteln, die weniger Blähungen verursachen, wie z. B. gekochtes Gemüse und Obst statt Rohkost, die Blähungen verringern.

➤ Aber warum haben Sportler häufiger Blähungen als die Durchschnittsperson?

Dafür gibt es ein paar Gründe. Erstens zieht sich dein Darm beim Sport häufiger und mit größerer Kraft zusammen als im Ruhezustand. Das kann zu einer erhöhten Gasproduktion führen. Darüber hinaus können einige Sportgetränke und Energiegels Blähungen verursachen. Nicht zuletzt kann Dehydrierung auch zu Blähungen führen, da der Körper bei Dehydrierung versucht, Wasser zurückzuhalten.

Sport kann Blähungen fördern, weil er die Bewegungen des Darms verringert. Denn während der sportlichen Belastung hat der Magen-Darm-Trakt Pause. Der Darm wird beim Sport andererseits von außen mehr bewegt, das stört insgesamt die Verdauungsprozesse und kann zu einem vermehrten Abtransport von Gasen führen.

Bauchschmerzen und Krämpfe

Jeder, der schon einmal einen Krampf erlebt hat, weiß, dass er sehr schmerzhaft sein kann. Die meisten Menschen assoziieren **Krämpfe** mit Sport, aber eigentlich können sie bei jeder Art von körperlicher Aktivität auftreten.

Es gibt einige Theorien darüber, warum Sportler häufiger Krämpfe bekommen als die Allgemeinbevölkerung. Eine Möglichkeit ist, dass Krämpfe durch Dehydrierung verursacht werden. Wenn der Körper zu wenig Flüssigkeit hat, kann das zu Muskelkrämpfen führen.

Eine andere Möglichkeit ist, dass Krämpfe auf ein Ungleichgewicht der Elektrolyte zurückzuführen sind. Elektrolyte wie Kalium und Natrium helfen, die Muskelkontraktionen zu regulieren. Wenn die Werte zu niedrig sind, kann das zu Krämpfen führen.

Was auch immer die Ursache ist, es gibt ein paar Dinge, die man tun kann, um Krämpfe zu verhindern. Eine ausreichende Flüssigkeitszufuhr und die Zufuhr von Elektrolyten ist wichtig. Außerdem kann Dehnen vor dem Training helfen, die Muskeln zu lockern und die Wahrscheinlichkeit von Krämpfen zu verringern. Das allerdings muss jeder für sich individuell ausprobieren.

Bauchschmerzen sind ein häufiges Leiden unter Sportlern, aber die Ursache ist oft unklar. Es mag verlockend sein, anzunehmen, dass die Schmerzen durch anstrengendes Training verursacht werden, aber es gibt tatsächlich viele verschiedene Faktoren, die zu Bauchbeschwerden beitragen können. Zum Beispiel kann Dehydrierung zu Krämpfen führen und schlechte Ernährung kann Verdauungsstörungen verursachen.

Eine weitere häufige Ursache für Bauchschmerzen ist die sogenannte *Referred Pain*, die auftritt, wenn die Nerven im Bauchraum gereizt werden. Das kann verschiedene Ursachen haben, z. B. muskuläre Dysbalancen, enge Kleidung und sogar Stress. Daher kann es schwierig sein, die genaue Ursache für Bauchschmerzen bei Sportlern zu bestimmen.

Seitenstechen

Seitenstechen ist eine häufige Beschwerde unter Läufern, aber die Ursachen sind immer noch etwas rätselhaft. Ein Seitenstechen ist ein stechender Schmerz, der typischerweise auf der rechten Seite des Körpers, direkt unter den Rippen, auftritt. Am häufigsten tritt er bei körperlicher Aktivität auf, zum Beispiel beim Laufen oder Schwimmen.

Die genaue Ursache des Seitenstechens ist zwar nicht bekannt, aber es wird vermutet, dass sie mit der Bewegung des Zwerchfells zusammenhängt. Diese Theorie wird durch die Tatsache gestützt, dass Seitenstechen eher dann bemerkt wird, wenn die Atmung flach oder ungleichmäßig ist. Außerdem leiden häufiger Menschen an Seitenstechen, die nicht in Form sind oder eine schwache Rumpfmuskulatur haben.

Es gibt verschiedene Möglichkeiten, dem Seitenstechen vorzubeugen, z. B. durch eine gute Körperhaltung und eine tiefe und gleichmäßige Atmung. Wenn das Seitenstechen beginnt, kann man es in der Regel lindern, indem man die körperliche Aktivität unterbricht und sich in der Taille nach vorne beugt.

Einige Experten glauben, dass das Seitenstechen durch den Aufprall beim Laufen verursacht wird, der die Leber und andere Organe erschüttert und sie auf das Zwerchfell ziehen lässt. Andere glauben, dass das Seitenstechen durch eine schlechte Atemtechnik verursacht wird, die zu Verspannungen im Zwerchfell und damit zu Schmerzen in der Seite führen kann. Unabhängig von der Ursache lässt sich das Seitenstechen in der Regel leicht beheben. Ein paar tiefe Atemzüge oder langsames Gehen helfen oft, die Schmerzen zu lindern.

DER KAMPF MIT DEN UNVERTRÄGLICHKEITEN

Unverträglichkeiten gegenüber Nahrungsmitteln sind weit verbreitet und können die Gesundheit des Darms beeinträchtigen. Die häufigsten Unverträglichkeiten sind Laktoseintoleranz, Glutenunverträglichkeit und Fruktosemalabsorption. Wir möchten hier auf diese drei kurz eingehen, da sie auch für Sportler relevant sind und häufig anzutreffen.

Welche Ursache genau dahinter steckt, ist leider nicht wirklich bekannt. Die Vermutung liegt nahe, dass durch die verminderte Durchblutung des Darms Unverträglichkeiten häufiger auftreten. Grundsätzlich solltest du bei der Vermutung, an einer Unverträglichkeit zu leiden, immer mit Ernährungsfachkräften oder deinem Hausarzt sprechen.

Laktoseintoleranz

Laktoseintoleranz ist die Unfähigkeit, Laktose, den Milchzucker in Milch und Milchprodukten, zu verdauen. Die Symptome sind Bauchschmerzen, Blähungen und Durchfall.

Die Laktoseintoleranz kann mit einem **H2-Atemtest** diagnostiziert werden. Dies ist ein Test, bei dem Laktose als Getränk eingenommen wird und so in den Darm kommt. Es wird dann gemessen, wie gut die Spaltung der Laktose mittels des Enzyms Laktase funktioniert.

Funktioniert es gut, dann steigt die Menge des H2 nicht an und der Blutzucker erhöht sich. Wird die Laktase jedoch nicht verdaut und kommt so ungespalten in den Dickdarm, dann erhöht sich der Blutzucker nicht und es wird viel H2 ausgeatmet. So können Ärzte sehr eindeutig feststellen, ob eine Laktoseintoleranz vorliegt.

PROTIPP **So kannst du testen, ob du Laktose verträgst**

Hier möchten wir deutlich sagen, dass der Provokationstest für zu Hause nur einen ersten Marker darstellt, ob du Laktose verträgst. Ist der Selbsttest auffällig, muss ein H2-Atemtest beim Arzt deine Vermutung bestätigen.

So gehst du vor:

Der beste Zeitpunkt für diesen Test ist morgens und auf nüchternen Magen. Trinke schnell 250-300 Milliliter Kuhmilch (idealerweise 3,8 Prozent Fett) und warte danach etwa 30-60 Minuten. Danach könntest du Beschwerden wie Bauchschmerzen, Blähungen oder Durchfall bemerken.

Wenn diese Symptome auftreten, ist es wahrscheinlich, dass eine Laktoseintoleranz vorliegt. Notiere die Beschwerden und vereinbare einen Arzttermin, um deinen Verdacht bestätigen zu lassen.

Wenn eine Laktoseintoleranz diagnostiziert wurde, kannst du selbst eine Menge tun. Es gibt viele Lebensmittel, die du essen kannst und die keine Laktose enthalten, darunter die meisten Obst- und Gemüsesorten sowie Reis, Kartoffeln und Brot. Du kannst auch Laktasepräparate kaufen, die du zusammen mit Milchprodukten einnehmen kannst. Diese Präparate helfen dabei, die Laktose aufzuspalten, damit sie verdaut werden kann.

Glutenunverträglichkeit

Glutenunverträglichkeit ist eine Intoleranz gegenüber dem Eiweiß Gluten, das in Getreide wie Weizen, Gerste und Roggen vorkommt. Die Symptome sind ähnlich wie bei der Laktoseintoleranz: Bauchschmerzen, Blähungen und Durchfall.

Die Diagnose erfolgt in der Regel durch einen Bluttest, der auf Antikörper gegen Gluten testet. Wenn diese Antikörper vorhanden sind, ist das ein Anzeichen für eine Glutenunverträglichkeit.

INFOBOX Biogene Amine

Biogene Amine kommen tatsächlich in vielen Lebensmitteln vor, die wir jeden Tag essen. Diese Verbindungen entstehen beim Abbau von Aminosäuren und zu ihnen gehören unter anderem Verbindungen wie Histamin (von Histidin) und Tyramin (von Tyrosin).

Biogene Amine können eine Vielzahl von Wirkungen auf unseren Körper haben, von der Verdauung bis zur Stimmungsregulierung spielen sie eine Rolle. Einige Forschungsergebnisse von z. B. Sanlier und Bektesoglu deuten sogar darauf hin, dass ein hoher Gehalt an biogenen Aminen zu Krankheiten wie Migräne und Bluthochdruck beitragen kann.

Eines der Dinge, die Brot so lecker macht, ist die Vielfalt der biogenen Amine, die darin enthalten sind. Diese Amine werden durch die Gärung von Hefe und anderen Mikroorganismen gebildet und umfassen Verbindungen wie Histamin (von Histidin), Putrescin (von Ornithin) und Cadaverin (von Lysin).

Außerdem spielen biogene Amine eine wichtige Rolle bei der Konservierung von Lebensmitteln und können dazu beitragen, den Verderb zu verhindern.

Es muss nicht immer eine wirkliche Glutenunverträglichkeit sein, wenn du auf Weizen oder Weizenprodukte reagierst. Durch die verschiedenen schnellen Herstellungsverfahren von z. B. Brot ist es auch wahrscheinlich, dass du einfach auf biogene Amine reagierst.

Oftmals gibt es keine Beschwerden, wenn du auf lange fermentierte Brotsorten oder auf eine lange Sauerteigführung bei Broten achtest. Wenn wirklich eine Glutenunverträglichkeit diagnostiziert wurde, solltest du deine Ernährung immer anpassen.

Fruktosemalabsorption

Bei der **Fruktosemalabsorption** kann der Darm den Zucker Fruktose nicht richtig verdauen und dieser gelangt unverdaut in den Dickdarm. Die Symptome sind Bauchschmerzen, Blähungen und Durchfall.

Die Diagnose erfolgt durch einen H2-Atemtest. Dieser ähnelt dem Laktoseintoleranztest. Es wird Fruktose als Getränk eingenommen und so in den Darm gebracht. Wenn es nicht gut verdaut wird, steigt die Menge des H2 im Atem an.

PROTIPP **So kannst du testen, ob du Fruktose verträgst**

Hier möchten wir deutlich sagen, dass der Provokationstest für zu Hause nur einen ersten Marker darstellt, ob du Fruktose verträgst. Ist der Selbsttest auffällig, muss ein H2-Atemtest beim Arzt deine Vermutung bestätigen.

So gehst du vor:

Der beste Zeitpunkt für diesen Test ist morgens und auf nüchternen Magen. Trinke schnell 250-300 Milliliter Apfelsaft (Direktsaft) und warte danach etwa 30-60 Minuten. Danach könntest du Beschwerden wie Bauchschmerzen, Blähungen oder Durchfall bemerken.

Wenn diese Symptome auftreten, ist es wahrscheinlich, dass eine Fruktosemalabsorption vorliegt. Notiere die Beschwerden und vereinbare einen Arzttermin, um deinen Verdacht bestätigen zu lassen.

Wenn du Verdauungsprobleme hast, kann es sich lohnen, einen Arzt aufzusuchen und einen dieser Tests machen zu lassen. Wenn eine Unverträglichkeit diagnostiziert wird, gibt es verschiedene Möglichkeiten, damit umzugehen. In den meisten Fällen hilft eine Anpassung des Essens. Unterstützung gibt dir hier sicherlich eine Ernährungsberatung, denn das Credo ist: „So viel wie nötig und so wenig wie möglich, weglassen."

INFOBOX FODMAP

FODMAP-Ernährung ist eine spezieller Ernährungsform, die helfen soll, Menschen mit Darmproblemen zu unterstützen. FODMAP steht für fermentierbare Oligo-, Di-, Monosaccharide und Polyole. Dies sind kurzkettige Kohlenhydrate und mehrwertige Alkohole, die schwer verdaulich sind und in der Regel Fermentationsprozesse in unserem Darm auslösen.

Menschen, die etwa am Leaky-Gut-Syndrom leiden, haben eine gestörte Darmwand, die es Bakterien ermöglicht, in den Blutkreislauf zu gelangen. Dies kann zu einer Vielzahl von Symptomen führen, einschließlich Verdauungsstörungen, Müdigkeit, Kopfschmerzen und sogar Depressionen.

Eine FODMAP-Ernährung zielt darauf ab, diese Symptome zu lindern, indem sie die Menge an kurzkettigen Kohlenhydraten reduziert, die wir zu uns nehmen. Obwohl es keine wissenschaftlichen Beweise dafür gibt, wie es Killian oder Rinninella beschreiben, dass FODMAP-Ernährung tatsächlich das Leaky-Gut-Syndrom heilen kann, haben viele Menschen berichtet, dass ihre Symptome deutlich verbessert werden.

Lebensmittel mit wenig FODMAP

Früchte	Gemüse	Getreideprodukte	Milchprodukte	Andere Nahrungsmittel
Ananas Banane Blaubeeren Boysenbeeren Clementine Erdbeeren Grapefruit Himbeeren Honigmelone Kiwi Limette Mandarine Maracuja Netzmelone Orange Papaya Pomelo Rhabarber Weintrauben Zitrone	Alfalfa Aubergine Brokkoli Chinakohl Fenchel Frühlingszwiebel (grüner Teil) Grüne Stangenbohnen Gurke Ingwer Karotte Kartoffel Kohlrabi Kichererbsen Kürbis Lauch (grüner Teil) Mangold Okra Oliven Paprika Pastinake Petersilie Rettich Rosenkohl Rüben Salat Schnittlauch Sellerie (jung) Sojasprossen Speiserübe Spinat Tomate Weißkraut Zucchini	Buchweizen Dinkel Hafer Hirse Mais Polenta Quinoa Reis Tapioka Flohsamen Popcorn Glutenfreie Getreideprodukte Reisnudeln Cornflakes (kleine Portion) Kartoffelchips (kleine Portion) Maischips (kleine Portion)	Laktosefreie Milch Laktosefreie Milchprodukte Brie Camembert Cheddar Feta Hartkäse Mozzarella Parmesan Butter Kokosmilch Sojamilch Sorbet	Ahornsirup Aspartam Zucker Zuckersirup Tofu/Tempeh Essig Fischsauce Marmelade Olivenöl Pflanzenöl Rapsöl Schokolade (dunkel) Senf Sojasauce Eier Fisch Hühnerfleisch Lammfleisch Meeresfrüchte Rindfleisch Schweinefleisch Truthahn Kokosnuss Jeweils weniger als 15 Stück: • Haselnüsse • Mandeln • Walnüsse Jeweils bis zu 15 g: • Erdnüsse • Kürbiskerne • Sesam • Sonnenblumenkerne Bier (bis 1 Glas) Wein (trocken)

Lebensmittel mit viel FODMAP

Früchte	Gemüse	Getreideprodukte	Milchprodukte	Andere Nahrungsmittel
Apfel	Artischocke	Gerste	Buttermilch	Agavensirup
Aprikose	Blumenkohl	Roggen	Frischkäse	Fruktosesirup
Avocado	Bohnen (alle außer grüne Stangenbohnen)	Weizen	Hüttenkäse	Honig
Birne	Chicorée	Brot	Joghurt	Ketchup
Brombeeren	Erbsen	Cerealien	Kondensmilch	Maissirup
Datteln	Frühlingszwiebel (weißer Teil)	Couscous	Margarine	Zuckeraustauschstoffe
Johannisbeeren	Knoblauch	Gebäck	Mascarpone	Vollmilchschokolade
Kirschen	Kraut	Gries	Milch	Cashewkerne
Litschis	Lauch (weißer Teil)	Nudeln	Milchpulver	Pistazien
Mango	Linsen		Milchreis	Bier (mehr als ein Glas)
Nashi-Birne	Pilze		Sahne	Wein, Schaumwein (halbtrocken; süß)
Nektarine	Rote Beete		Sauerrahm	
Pampelmuse	Schalotte			
Persimone	Sellerie (ausgewachsen)			
Pfirsich	Soja			
Pflaumen	Spargel			
Wassermelone	Wirsing			
Zwetschgen	Zuckererbsen			
Obstkonserven	Zuckermais			
Fruchtsäfte	Zwiebel			
Getrocknete Früchte				

Exkurs: WDEIA – Wheat Depending Exercise Induced Anaphylaxis

Wir möchten dich jetzt noch auf einen Exkurs mitnehmen zu einer wirklich seltenen Unverträglichkeit bei Sportlern.

WDEIA

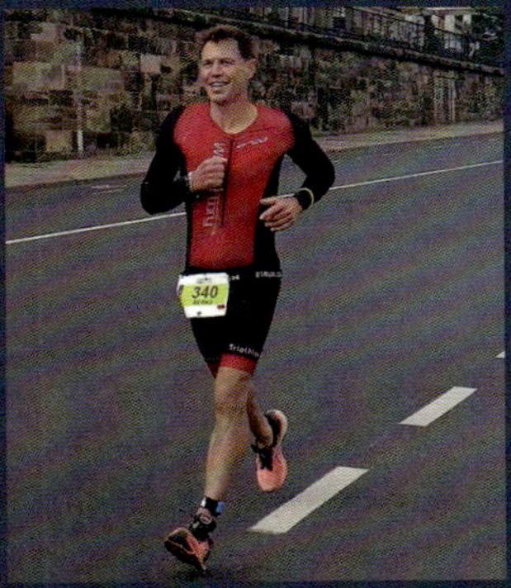

Berno Donath

Unser Triathlet Berno leidet darunter und die Diagnose war nicht so leicht.

„Die Symptome haben mir wirklich Angst gemacht. Kein Arzt konnte mir sagen, was das ist. Ich hatte Extra Systolen, die sich wie Herzrhythmusstörungen angefühlt haben, so schlimm, dass ich mich auch mal ins Krankenhaus einliefern habe lassen, weil ich dachte, ich habe einen Herzinfarkt. Keine Untersuchung hat etwas ergeben, und bei den Untersuchungen hatte ich nie Probleme, immer nur nach dem Sport oder währenddessen."

Aber zuerst, was ist WDEIA:

Wenn du an einer weizenabhängigen trainingsinduzierten Anaphylaxie (WDEIA = Wheat Dependent Exercise Induced Anaphylaxis) leidest, kann der Verzehr von Weizen vor dem Sport schwere allergische Symptome verursachen. Die Symptome der WDEIA treten in der Regel nach dem Verzehr von Weizen und anschließender sportlicher Betätigung auf und können von leicht bis schwer reichen. In einigen Fällen haben Menschen mit WDEIA so schwere Reaktionen erlebt, dass sie ins Krankenhaus eingeliefert werden mussten.

Es gibt zwar keine Heilung für WDEIA, aber es gibt Maßnahmen, die man ergreifen kann, um die Krankheit in den Griff zu bekommen und Reaktionen zu verhindern. Zu den Symptomen können Herzrasen, Herzrhythmusstörungen, Atembeschwerden, Nesselsucht und niedriger Blutdruck gehören.

WDEIA ist eine seltene Erkrankung, die häufig falsch diagnostiziert wird. Sie kann jedoch gefährlich sein, insbesondere für Sportler, wenn sie nicht richtig behandelt wird.

„Ich habe das nie auf die Ernährung geschoben, es waren ja Herzprobleme!"

Dir sind solche Symptome schon einmal aufgefallen? Dann kannst du nun wie folgt vorgehen:

- Protokolliere, was du den Tag über isst und wann du Sport machst.
- Protokolliere deine Symptome.
- Teste, was passiert, wenn du Weizen vor dem Sport von deinem Speiseplan streichst.

Für diese erste Einschätzung nutze gerne unseren Reportingbogen WDEIA.

„Ich bin so dankbar, dass Christina mit mir diese Beratung gemacht hat und auf diese so seltene Diagnose gekommen ist. Jetzt ist es zwar immer noch da, aber ich kann damit leben, ich weiß, worauf ich achten muss und kann damit umgehen."

Du glaubst, dass die Symptome mit Weizen in Verbindung stehen? Dann ist es jetzt an der Zeit, dir eine qualifizierte Fachkraft der Ernährung zu suchen. Wie du diese findest, haben wir am Anfang von Kap. II gezeigt.

Zusammen mit der Fachkraft kannst du nun noch einmal genauer hinschauen, ob die Zusammenhänge da sind. Dann ist der nächste Weg zum Arzt. Um die Diagnose WDEIA zu bestätigen, muss ein Bluttest durchgeführt werden, um festzustellen, ob du IgE-Antikörper gegen Omega-5-Gliadin (TRI a 19) aufweist. Dies ist das Hauptallergen bei WDEIA.

Etwa 80 Prozent der Patienten mit WDEIA haben diese Antikörper, sodass die Diagnose als gesichert gelten kann. Seltener reagieren die Patienten auf andere Gliadine.

Mit der bestätigten Diagnose kannst du jetzt mit der Ernährungsfachkraft den Umgang in deinem Sportalltag besprechen.

Wichtig zu wissen ist, dass die Reaktionen, die Menge an Weizen und auch die Intensität des Sports ganz individuell betrachtet werden müssen. Es muss ganz individuell für dich eine Lösung gefunden werden.

Reportingbogen WDEIA

Uhrzeit Sport	Uhrzeit Essen	Das habe ich gegessen	Diese Medikamente nehme ich	Das waren meine Beschwerden

SO BEEINFLUSST DAS ESSEN, WENN ES NICHT LÄUFT

VIP: BORIS OBERGFÖLL

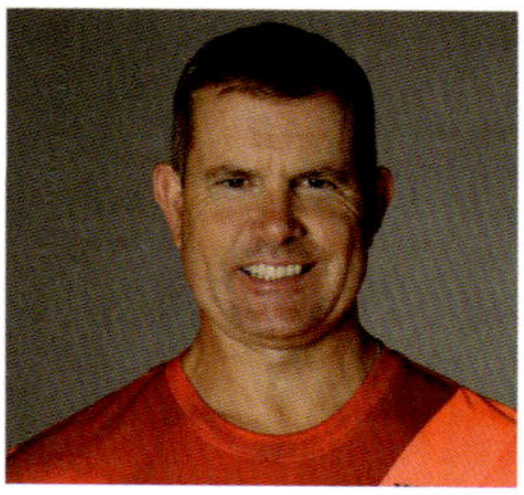

„Viele Beschwerden werden auch nicht so ernst genommen, aber wenn ein Sportler immer Durchfall vor dem Wettkampf bekommt, ist das wirklich schlecht für die Leistung. Ich kenne auch Sportler, die wirklich auch chronische Darmprobleme haben und da denkt aber kaum jemand an die Ernährung. Ich bemerke das dann vor allem an der Leistung. Bei der Ernährung haben viele Sportler auf jeden Fall noch einen großen Optimierungsbedarf."

Für viele Ausdauersportler ist es eine Herausforderung, ihre Ernährung für den Alltag oder vor einem Wettkampf richtig und gut zu planen. Was sie täglich oder am Tag des Wettkampfs essen, kann einen großen Einfluss darauf haben, wie sie sich fühlen, und das kann sich vor allem auf ihre Leistung auswirken.

So kann beispielsweise der Verzehr von ballaststoffreichen oder fettreichen Lebensmitteln am Tag vor einer intensiven Trainingseinheit oder vor einem Wettkampf das Risiko von Magen-Darm-Problemen für den nächsten Tag erhöhen. Dasselbe gilt für das Frühstück oder die Mahlzeit direkt davor – hier sind leicht verdauliche Kohlenhydrate wie Weißbrot und Toast mit Honig oder Marmelade empfehlenswert.

Und auch die Zeit bis zum Beginn der Trainingseinheit oder des Wettkampfs will gut geplant sein, bis zum Start ist es wichtig, ausreichend zu essen und zu trinken.

Bestimmte Lebensmittel bzw. Nährstoffe können während einer Trainingseinheit oder eines Wettkampfs Magenprobleme verursachen. Die häufigsten Probleme sind Übelkeit, Erbrechen und Durchfall. Eine kürzlich durchgeführte Studie von Oosthuyse hat gezeigt, dass Isomaltulose diese Probleme verursachen kann, wenn sie als einzige Energiequelle während der Belastung verwendet wird.

Andere Studien haben jedoch keinen eindeutigen Zusammenhang zwischen der Menge der aufgenommenen Kohlenhydrate und eventuell auftretenden Magen-Darm-Beschwerden gezeigt. Daher kann nicht sicher gesagt werden, dass das Risiko mit dem Verzehr von mehr Kohlenhydraten steigt.

INFOBOX **Was ist Isomaltulose?**

Isomaltulose ist ein natürlich vorkommender Zucker, der vom Körper nur langsam verstoffwechselt wird, was ihn zu einer guten Wahl für alle macht, die nach einer nachhaltigen Energiequelle suchen.

Im Gegensatz zu anderen Einfachzuckern wird Isomaltulose nicht so schnell vom Körper aufgenommen, soass es nicht zu den Spitzen und Abstürzen des Blutzuckerspiegels kommt, die oft nach dem Verzehr von zuckerhaltigen Lebensmitteln auftreten können. Außerdem hat Isomaltulose einen niedrigeren glykämischen Index als andere Zuckerarten.

Es sind jedoch nicht nur die Kohlenhydrate, die Probleme verursachen. Auch die Konzentration und Art der Kohlenhydrate im Getränk spielt eine wichtige Rolle. Glukose ist meist sehr gut und Fruktose in Mengen von mehr als 30 Gramm pro Stunde eher weniger gut verträglich.

Ernährung im Alltag

Viele Athleten vergessen, dass das Essen im Alltag Einfluss darauf hat, wie sie sich während des Wettkampfs fühlen. Wenn sie beispielsweise eine kohlenhydratarme Ernährung durchführen und während der Belastung plötzlich viele Kohlenhydrate essen, sind sie das nicht gewohnt und der Körper ist schlichtweg überfordert. Er reagiert meist mit Durchfall. Auch die vorsorgliche Einnahme von Probiotika vor dem Wettkampf hilft da nicht, da die Ursache im Alltag liegt.

Manche Athleten trinken oder essen während des Trainings, auch bei langen Belastungen, gar nichts. Häufig haben diese Sportler während des Wettkampfs Verdauungsprobleme. Sie haben nicht trainiert, ihren Körper während der Belastung zu versorgen.

Andere Sportler sorgen für einen Gewöhnungseffekt, indem sie während des Trainings trinken und essen. Dies hilft dem Magen-Darm-Trakt, sich an das zu gewöhnen, was während des Wettkampfs passieren wird.

Es sind noch weitere Untersuchungen erforderlich, um herauszufinden, was dies genau bedeutet, aber es ist klar, dass eine gute Ernährungsstrategie auch im Trainingsalltag die allgemeine Toleranz und „Stimmung" des Magens verbessert.

Du solltest als Athlet außerdem darauf achten, dass du vor dem Wettkampf ausreichend Flüssigkeit zu dir nimmst und gut hydriert in Belastungen startest (unsere Trinkempfehlungen findest du im Praxisteil in Kap. IV).

Und auch ein ganz heikles Thema möchten wir kurz ansprechen.

Arzneimittel im Wettkampf

Viele Sportler nehmen vor und während eines Wettkampfs Schmerzmittel ein, um Schmerzen zu lindern oder gar zu verhindern. Dies ist eine gefährliche und oft unsinnige Praxis, da sie das Risiko für ernsthafte Magen-Darm-Probleme erhöht. Schmerzmittel sollten nach Möglichkeit vermieden werden, da neben möglichen Magen-Darm-Problemen auch weitaus schwerwiegendere gesundheitliche Probleme, etwa für die Nieren, entstehen können.

Viele Menschen geben ihren Sport aufgrund von Magen-Darm-Beschwerden auf. Auch wenn die meisten dieser Beschwerden kein ernsthaftes Gesundheitsrisiko darstellen, können sie doch eine Menge Ärger und Unannehmlichkeiten verursachen. Es ist wichtig, daran zu denken, dass die Ernährung ein Faktor ist, den man leicht ändern kann, um seine Leistung zu verbessern.

Es gibt viele verschiedene Aspekte der Ernährung, die berücksichtigt werden müssen, z. B. die Basisernährung, die Trainings- und Wettkampfernährung und die optimale Regeneration.

SO KLAPPT ES MIT DEM SPORTLICHEN ERFOLG

Die folgenden Empfehlungen sind individuell zu testen. Sie gelten vorrangig für Tage mit intensiven Trainingseinheiten oder Wettkämpfe.

Vermeide Lebensmittel mit vielen (unlöslichen) Ballaststoffen

Am besten ist es, vor einem Wettkampf keine ballaststoffreichen Lebensmittel zu essen. Denn sie können dazu führen, dass du während des Wettkampfs Stuhldrang bekommst, was nicht erwünscht ist. Außerdem kann es zu Blähungen und Unwohlsein führen.

Sportlern, die sich im Training befinden, wird empfohlen, eine ballaststoffreiche Kost zu sich zu nehmen, damit ihr Stuhlgang regelmäßig bleibt. Am Tag des Wettkampfs und auch 1-2 Tage im Vorfeld solltest du statt Vollkornbrot oder ballaststoffreiches Getreide und Haferflocken, „weiße" Lebensmittel wie normale Nudeln, weißen Reis und einfache Brötchen essen.

Prüfe die Etiketten der Lebensmittel, um zu sehen, wie viele Ballaststoffe sie enthalten. Die meisten Obst- und Gemüsesorten haben viele Ballaststoffe, aber es gibt ein paar Ausnahmen: Zucchini, Tomaten, Oliven, Weintrauben und Grapefruits haben alle weniger als ein Gramm Ballaststoffe pro Portion.

Vermeide Arzneimittel

Aspirin und nicht steroidale Antirheumatika (NSAIDs) wie Ibuprofen® sollten vor einem Lauf nicht eingenommen werden. Studien von de Oliveira haben gezeigt, dass sowohl Aspirin als auch NSAIDs die Durchlässigkeit des Darms erhöhen und zu mehr Magen-Darm-Beschwerden führen können. Daher wird allgemein empfohlen, in den Tagen vor einem Wettkampf keine NSAIDs einzunehmen.

Daneben können noch weitaus schwerwiegendere Folgen für die Gesundheit entstehen, wenn Arzneimittel im Sport verwendet werden. Dazu gilt es ebenso, nicht gegen das Verbot der Einnahme unerlaubter Substanzen zu verstoßen. Aspirin Complex® beispielsweise befindet sich auf der Anti-Doping-Liste der WADA (World Anti-Doping Agency).

Vermeide Milch und Milchprodukte

Manche Menschen haben Probleme mit Milchprodukten während des Sports. Das liegt meist daran, dass sie Laktose, den Zucker in der Milch, nicht verdauen können. Es gibt jedoch Möglichkeiten, dies zu vermeiden.

Entweder ganz auf Milch verzichten oder laktosefreie Milch kaufen. Soja-, Reis- und Mandeldrinks enthalten im Allgemeinen keine Laktose und sind oft sehr gut verträglich.

Diese Empfehlung gilt für sportliche Belastungen und nicht unbedingt für deine Basisernährung.

Vermeide Lebensmittel mit viel Fruktose

Am besten ist es, Lebensmittel mit hohem Fruktosegehalt zu vermeiden. Dazu gehören auch Getränke, die nur Fruktose enthalten. Fruktose ist nicht nur in Obst enthalten, sondern auch in den meisten verarbeiteten Knabberartikeln wie Süßigkeiten, Keksen usw. in Form von Maissirup. Dieser hat einen sehr hohen Fruktosegehalt.

Einige Fruchtsäfte bestehen fast ausschließlich aus Fruktose. Fruktose wird vom Darm langsamer aufgenommen als Glukose. Dies kann zu Problemen wie Krämpfen, lockerem Stuhlgang und Durchfall führen. Fruktose in Kombination mit Glukose, im richtigen Verhältnis, kann jedoch von Vorteil sein, denn diese Kombination wird keine Probleme verursachen, liefert „mehr" Energie und kann meist sogar besser vertragen werden.

Es sollten allerdings maximal 30 Gramm Fruktose pro Stunde zugeführt werden. Wie viel Fruktose vertragen werden kann, muss individuell ausprobiert werden. In der Regel sind Mengen zwischen 15-30 Gramm Fruktose pro Stunde für die meisten noch gut verträglich.

Vermeide Dehydratation

Es ist wichtig, eine Dehydrierung zu vermeiden, da sie Magen-Darm-Symptome verschlimmern kann. Achte darauf, sportliche Belastungen gut hydriert zu beginnen. Nutze dazu die Urinfarbskala und/oder versuche, deine individuelle Schweißrate zu bestimmen und entsprechend Flüssigkeit zuzuführen.

Trinken nach Durst kann gerade bei Wettkämpfen mit einer Dauer von 1-2 Stunden das Risiko von Beschwerden lindern und die Leistungsfähigkeit unterstützen. Bei längeren Belastungen ist meist eine Verpflegungsstrategie, die im Training getestet werden sollte, notwendig und sinnvoll.

Vermeide Experimente am Wettkampftag

Stelle sicher, dass du deine Ernährungsstrategie für den Wettkampftag vor dem Wettkampf viele Male übst. So kannst du herausfinden, was für dich funktioniert und was nicht. Wenn du dies nicht tust, ist die Wahrscheinlichkeit größer, dass du während des Rennens Magen-Darm-Probleme bekommst.

Trainiere deinen Darm

Wenn du deinen Darm trainierst, kannst du Magenprobleme während sportlicher Belastung vermeiden. Wenn du während des Rennens die gleichen Lebensmittel isst wie im Training, gewöhnt sich dein Darm daran, und die Wahrscheinlichkeit, dass du Probleme bekommst, sinkt. Wenn du im Alltag keine oder sehr wenig Kohlenhydrate isst, reagiert dein Darm mit einer Verringerung der Zahl der Darmtransporter.

INFOBOX Transporter für Kohlenhydrate im Darm

Kohlenhydrattransporter sind spezielle Proteine, die dabei helfen, Kohlenhydrate im Körper zu transportieren. Der bekannteste Kohlenhydrattransporter ist GLUT1, der dabei hilft, Glukose in die Zellen zu transportieren. Es gibt jedoch noch vier weitere Arten von Kohlenhydrattransportern, die als GLUT2, GLUT3, GLUT4 und GLUT5 bekannt sind.

Jeder dieser Transporter spielt eine andere Rolle im Kohlenhydratstoffwechsel. GLUT2 hilft zum Beispiel dabei, Glukose in die Leber zu transportieren, während GLUT4 dabei hilft, Glukose in die Muskelzellen zu transportieren. GLUT5 ist im Darm und sorgt für die Aufnahme von Fruktose.

Das bedeutet, dass du am Wettkampftag nicht mehr so viele Kohlenhydrate aus der Nahrung aufnehmen kannst. Wir empfehlen dir daher, die Kohlenhydratzufuhr nicht zu stark einzuschränken. Gerade für Langzeitausdauerbelastungen sollten gezielt Trainingseinheiten geplant und durchgeführt werden, um die Verpflegungsstrategie für den Wettkampf zu testen und zu üben.

Beachtest du diese Tipps, dann gelingt dir auch das Training und der Wettkampf ohne Beschwerden.

DAS SOLLTEST DU AUS DIESEM KAPITEL MITNEHMEN

Es gibt viele verschiedene Arten von Darmproblemen, die beim Sport auftreten können. Zu den häufigsten gehören Übelkeit, Erbrechen, Reflux, Sodbrennen, Blähungen und Bauchschmerzen oder Krämpfe. In den meisten Fällen werden diese Probleme durch die mechanischen Belastungen und Vibrationen beim Sport sowie durch die Belastungsintensität und -dauer verursacht.

Auch die Ernährung und das Trinkverhalten rund um das Training bzw. vor und während des Trainings kann eine Rolle spielen. Wenn du zum Beispiel nicht genug Flüssigkeit trinkst oder stark schwitzt, ist die Wahrscheinlichkeit größer, dass du Verdauungsprobleme bekommst.

Außerdem können funktionelle Störungen des Magen-Darm-Trakts (wie Verdauung, Absorption, Transport und Entzündung/Immunaktivierung) zu Verdauungsproblemen führen. Schließlich kann auch das Leaky-Gut-Syndrom (das durch eine Schädigung der Darmschleimhaut verursacht wird) Verdauungsprobleme verursachen.

Die meisten Menschen wissen, dass das, was sie essen, Einfluss darauf hat, wie sie sich fühlen, aber nicht jeder weiß, dass das, was du isst, auch deinen Stuhlgang beeinflussen kann. Eine Ernährung mit vielen leicht verdaulichen Kohlenhydraten kann zum Beispiel zu lockerem Stuhlgang führen, während eine ballaststoffarme Ernährung Verstopfung verursachen kann.

Wenn du häufig unter Verdauungsproblemen leidest, kann dir die Bristol-Skala helfen, deinen Stuhlgang zu beurteilen und mögliche ernährungsbedingte Auslöser zu erkennen.

Jeder Sportler weiß, dass das, was du isst, einen großen Einfluss auf deine Leistung haben kann. Im Wettkampf ist keine Zeit, um mit neuen Lebensmitteln oder Ernährungsstrategien zu experimentieren, deshalb ist es wichtig, im Voraus zu planen.

Kohlenhydrate sind wichtig für die Energieversorgung, aber sie sollten leicht verdaulich sein und wenige Ballaststoffe enthalten. Milchprodukte führen häufig zu Verdauungsproblemen und die Verträglichkeit sollte immer individuell getestet werden. Fruchtzucker sollte beim Sport auf 30 Gramm pro Stunde begrenzt werden und Dehydrierung sollte um jeden Preis vermieden werden.

Übe im Training deine Wettkampf-Ernährungsstrategie, damit dein Darm am Wettkampftag daran gewöhnt ist. So kannst du Überraschungen oder Magen-Darm-Probleme am großen Tag vermeiden.

„More marathons are won or lost in the porta-toilets than at the dinner table“

Bill Rodgers, viermaliger Gewinner des Boston Marathon

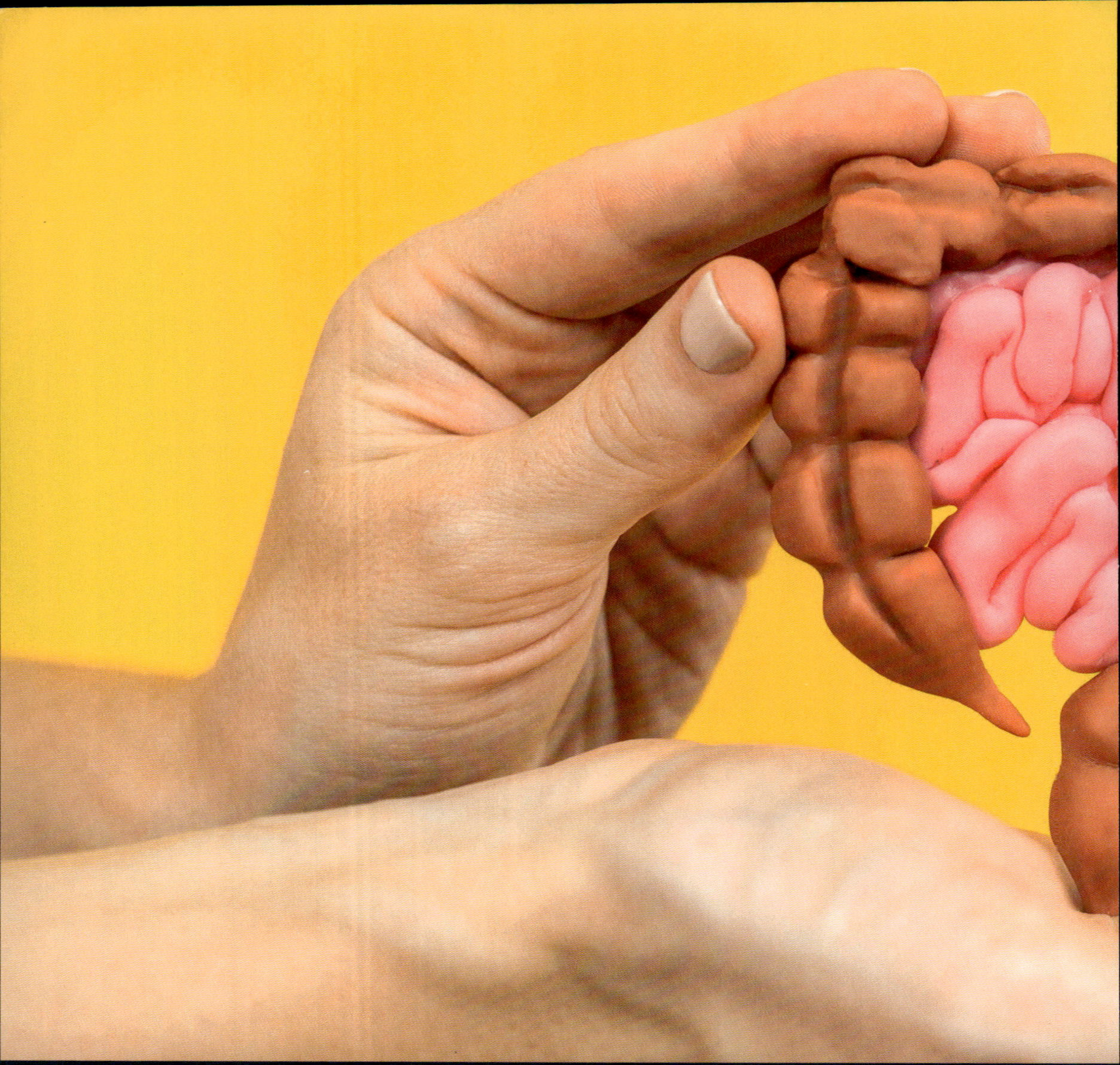

KAPITEL III

PERFECT TEAM –

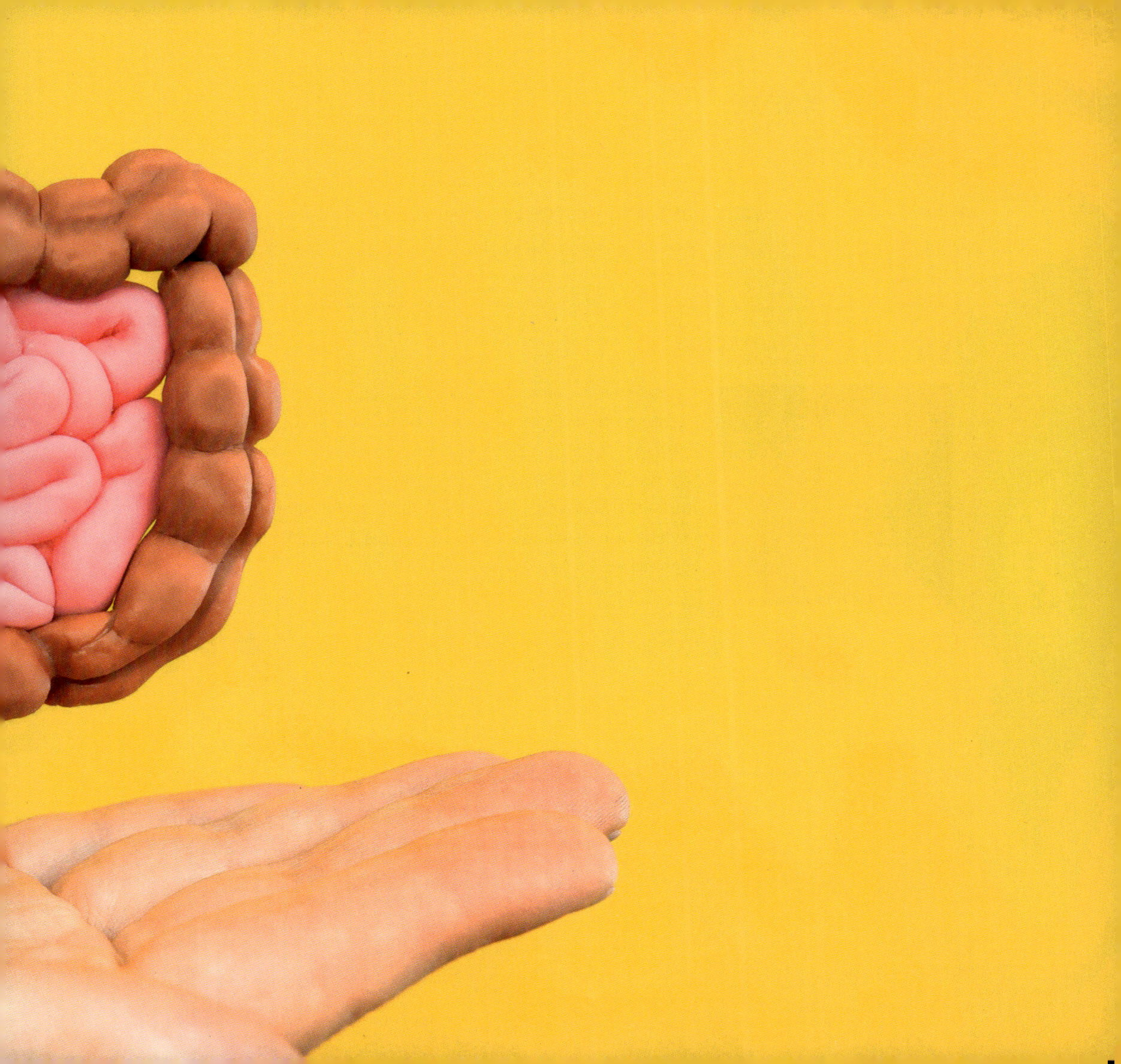

Wohlbefinden und Leistungsfortschritte entstehen, wenn Be- und Entlastung in einem sinnvollen Maße zueinander stehen. Dies ist für jeden Sportler ganz individuell.

VIP: BORIS OBERGFÖLL

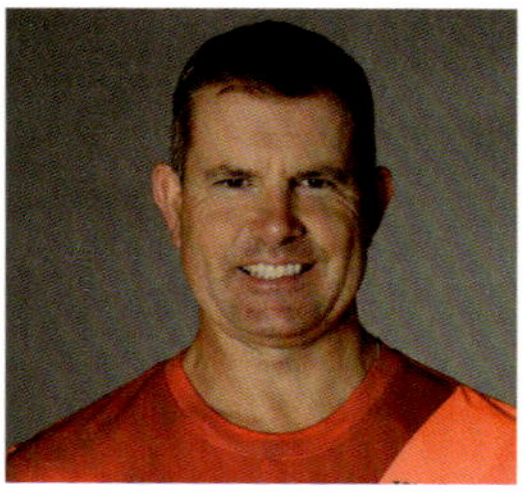

„Das Thema Darmgesundheit ist noch kaum im Blick, ich fände es so wichtig, aber auch wirklich mal zu schauen, wie stehen die Sportler denn da. Es wäre doch der Hammer, wenn wir das im Rahmen der Leistungsdiagnostik wirklich auch mit aufnehmen würden. Man weiß doch auch nicht wirklich bei jedem, wie essen die denn, wie ist die Essqualität. Ich fände das ein wichtiges Thema."

Die Realität sieht jedoch oft, gerade für Nicht-Berufssportler, anders aus – manchmal besteht die einzige Option darin, Wettkämpfe zu bestreiten oder Ziele zu erreichen, die sich Sportler auch über längere Zeiträume setzen, die Erholungsphasen zu verkürzen und schnell wieder in Trainingseinheiten und Belastungen einzusteigen.

Die Folge ist Übertraining und im schlimmsten Fall Verletzungen und/oder Krankheitsphasen. Langfristig führt dies zu einem geschwächten Immunsystem und einer erhöhten Anfälligkeit für Infektionen.

Die gesundheitlichen Vorteile von Sport oder eines regelmäßigen Bewegungsprogramms sind unbestreitbar:

- Herz-Kreislauf-Gesundheit,
- Förderung einer gesunden Körperzusammensetzung,
- Knochengesundheit,
- Darmgesundheit,
- Lebensqualität/-dauer,
- psychische Gesundheit,

- physische und psychische Leistungsfähigkeit sowie
- Immunsystem.

Regelmäßige Bewegung schützt langfristig vor freien Radikalen, die zu Krankheiten wie Diabetes und Krebs führen können! Die meisten Menschen wissen, dass Bewegung gut für ihre Gesundheit ist, aber nicht jeder ist sich der potenziellen Kehrseite von zu viel körperlicher Aktivität bewusst.

Wenn unsere Zellen Energie produzieren, erzeugen sie auch Nebenprodukte, die freien Radikalen. Diese Moleküle können unsere DNA und andere Zellstrukturen schädigen und so zu Krankheiten führen. Unser Körper verfügt jedoch über natürliche Abwehrmechanismen, die dabei helfen, den Gehalt an freien Radikalen unter Kontrolle zu halten.

Sport kann die Produktion von freien Radikalen erst einmal erhöhen, aber er verbessert auch unsere Fähigkeit, sie aus dem Körper zu entfernen, was durch Anpassungsprozesse an den Sport passiert und dann zu einer höheren Abwehr. Daher kann moderater Sport das Risiko von Krankheiten verringern, die mit Schäden durch freie Radikale zusammenhängen.

Aber es besteht immer eine Gefahr, wenn der oxidative Stress extrem wird, was durch zu hohe Intensitäten und durch zu wenig Erholung passieren kann.

Die Gesundheit und das Wohlbefinden sollten daher im Vordergrund stehen.

Eine gute Darmgesundheit unterstützt dich hier ganz aktiv.

Exkurs: Interview mit einem Pro

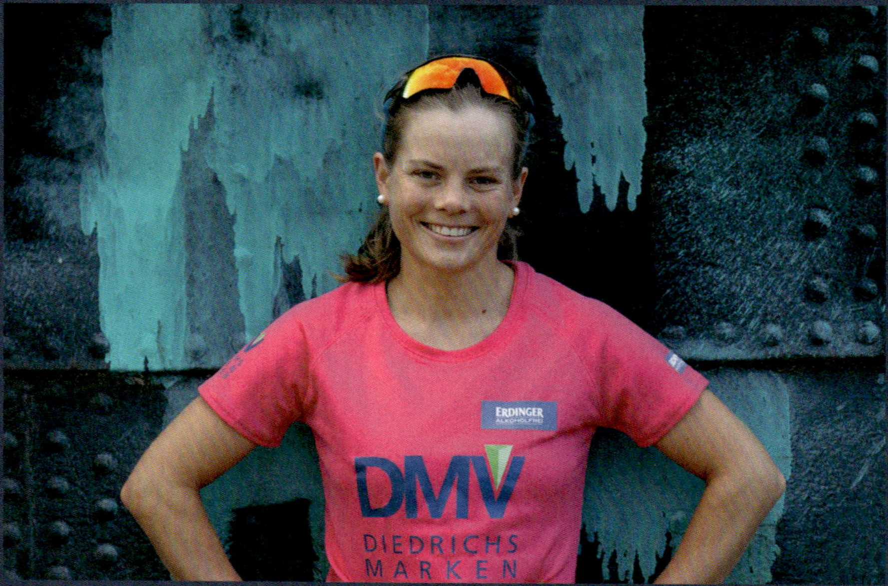

Lisa Cerß

Was bedeutet für dich „Training the Gut?

Sporternährung ist extrem individuell. Es bedeutet mehr, als nur in Ruhe abseits des Sports auszutesten, ob ein Lebensmittel gut vertragen wird. Wir müssen auch unseren Darm darauf vorbereiten unter extremem Stress, also in einem Wettkampf, die Nahrung aufnehmen und verwerten zu können.

Wie führst du „Training the Gut" durch?

Für mich bedeutet Train Your Gut, die gewünschte Ernährung für den Wettkampftag mehrfach im Training zu testen und den Darm langsam auf die Aufgabe vorzubereiten. Ich fange damit früh in der Saison an und steigere die Menge bis zur gewünschten Menge für den Wettkampf stetig. Meistens führe ich mindestens einmal pro Woche eine Einheit mit der gewünschten Wettkampfmahlzeit und Menge durch.

Tatsächlich hatte ich anfangs große Probleme, da ich auch mit der einen oder anderen Intoleranz zu kämpfen habe. Vor allem ist wichtig, dass man versteht, dass die gesunde Basisernährung nicht für den Wettkampf die richtige Mahlzeit sein muss.

Ich esse beispielsweise liebend gerne Porridge mit reichlich ballastoffreichen Toppings wie Nüssen oder Beeren. Das kann ich persönlich an einem Wettkampftag unter hohem Stress schlecht vertragen. Hier nutze ich mittlerweile gezielt daher vermeintlich ungesunde kurzkettige, aber dafür leicht verdaubare Kohlenhydratquellen.

Auch hat mir das Austesten von verschiedenen Sporternährungsherstellern geholfen, in Kombination mit dem stetigen Austesten im Training.

Welchen Tipp kannst du anderen Sportlern bei Beschwerden weitergeben?

Bei Beschwerden kann es helfen, sich neutrale Hilfe von einer Ernährungsfachkraft zu holen. Darüber hinaus kann über ein Ernährungstagebuch sehr gut auf Ursachenforschung gegangen werden, um bestimmte Muster zu erkennen. Es kann auch hilfreich sein, mögliche ursächliche Lebensmittel für eine Zeit zu vermeiden und dann langsam und stetig wieder einzuführen.

Oftmals werden viele vermeintlich schlecht verträgliche Lebensmittel in bestimmten Situationen und in kleineren Mengen dann doch gut vertragen.

Welche Bedeutung hat die Ernährung im Leistungssport für dich?

Ernährung kann hier eher als Fehlervermeidung genutzt werden. Sind wir im Wettkampf energetisch schlecht versorgt, werden wir auch die eigentlich mögliche Leistung nicht abrufen können. Daher ist die richtige Ernährung unerlässlich, um über den gesamten Wettkampftag mit ausreichend Energie versorgt zu sein.

Auch kann die Ernährung in Trainingsphasen helfen, das Training besser wegzustecken und sich schnell für das nächste Training zu erholen. Darüber hinaus bedeutet für mich die darmgesunde Ernährung auch, mich in langen Trainingsphasen so zu ernähren, dass ich Krankheitsphasen vermeiden kann, um so kontinuierlich trainieren zu können und so eine höhere Leistungssteigerung erzielen zu können.

SO TRAINIERST DU DEINEN DARM FÜR HÖCHSTLEISTUNGEN

Training the Gut

Trainierte Sportler haben ein effizienteres Darmsystem, das Nahrung und Flüssigkeit sowie Elektrolyte und andere Nährstoffe, die für Spitzenleistungen benötigt werden, besser aufnehmen kann. Der Darm ist wie jeder andere Muskel im Körper - er kann trainiert werden, um effizienter zu arbeiten.

Es gibt verschiedene Möglichkeiten, um den Darm zu trainieren. Doch bevor wir das genauer erläutern, schauen wir uns an, was es bedeutet, den Darm zu trainieren.

Im Wesentlichen gibt es vier Punkte, die das Training des Magens und des Darms bewirken soll:

1. Die Magenentleerung verbessern.
2. Die Aufnahme von Nährstoffen im Darm verbessern.
3. Das Wohlbefinden des Magens verbessern.
4. Symptome von Magen-Darm-Problemen reduzieren.

Im Profiradsport gibt es den Spruch, dass das Rennen genauso viel mit Essen zu tun hat wie mit Radfahren. Wir wissen aus Erfahrung, dass es schwierig sein kann, während eines Rennens zu essen und zu trinken. Viele Sportler berichten von Magenproblemen, wenn sie versuchen, während eines Rennens zu essen.

Es gibt also zwei Möglichkeiten:

1. Entweder man isst weniger und riskiert, dass einem die Energie ausgeht,
2. oder man isst mehr und riskiert Probleme mit dem Magen.

Am besten ist es, ein Gleichgewicht zwischen Essen und Wohlbefinden im Magen zu finden. Hier kommt das „Darmtraining" ins Spiel. Der Darm ist ein äußerst anpassungsfähiges Organ und kann auf die gleiche Weise „trainiert" werden, wie wir unsere Muskeln trainieren.

Manche Menschen, die an Esswettbewerben teilnehmen, „trainieren" ihren Magen, damit er mehr Nahrung aufnehmen kann, ohne dass ihnen schlecht wird. Sie tun es, indem sie im Vorfeld viel von derselben Speise essen. Es ist erstaunlich, wie viel Menschen dann tatsächlich essen können. Der aktuelle Rekord liegt bei 69 Hot Dogs (mit Brötchen) in 10 Minuten!

Das zeigt, dass der Magen in der Lage ist, sich anzupassen. Dieses „Magentraining" hat zwei Haupteffekte:

1. Der Magen kann sich dehnen und mehr Nahrung aufnehmen.
2. Ein voller Magen wird besser toleriert, ohne dass es einem schlecht wird.

Dies könnte auch in einer Trainingssituation von Vorteil sein.

Ein weiteres Beispiel ist, dass die Kohlenhydrataufnahme während des Sports auf etwa 60 Gramm pro Stunde begrenzt ist. Wenn du mehr isst, wirst du wahrscheinlich zu viele Kohlenhydrate im Darm haben, das kann zu Problemen führen. Wenn du jedoch die tägliche Kohlenhydratmenge erhöhst (vor allem, indem du auch während der sportlichen Belastung mehr isst), dann wirst du mehr Kohlenhydrate aufnehmen und verwerten können, ohne Probleme zu entwickeln. Eine Menge von bis zu 120 g Kohlenhydraten pro Stunde ist möglich.

Wir wissen nicht, wie lange diese Anpassung dauert. Ernährungsumstellungen können bereits nach wenigen Tagen zu Veränderungen führen, da der Darm in der Lage ist, sich sehr dynamisch an äußere Bedingungen anzupassen. Aus praktischer Sicht sind circa 12 Wochen Vorbereitung für eine optimale Kohlenhydratverträglichkeit vorteilhaft.

Am besten ist es, eine lange Trainingseinheit pro Woche zu wählen oder die Trainingseinheit, die dem Wettkampf, auf den du dich vorbereitest, am nächsten kommt. So kannst du auch deine Wettkampfernährung üben. Es gibt viele Möglichkeiten, den Darm auf den Wettkampf vorzubereiten.

Die folgende Abbildung fasst diese Methoden zusammen:

VERSCHIEDENE METHODEN DES DARMTRAININGS UND WAS SIE BEWIRKEN

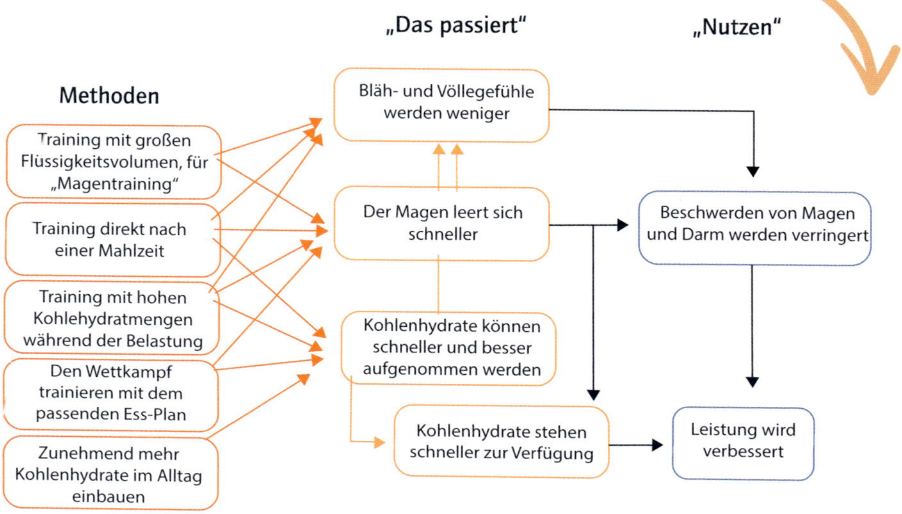

Training the Gut

Hier siehst du, wie die Methoden auf deinen Körper wirken. Um den Magen zu trainieren und damit Aufgeblähtsein und Völlegefühl zu akzeptieren und auch die Magenentleerung zu verbessern, solltest du mit großen Flüssigkeitsvolumen trainieren.

Das Trainieren direkt nach einer Mahlzeit unterstützt dich sowohl bei der Reduktion von Beschwerden als auch bei der Verbesserung der Magenentleerung und auch bei der Anpassung der Aufnahme von Kohlenhydraten aus dem Darm. Auch mit großen Mengen an Kohlenhydraten zu trainieren und deine Verpflegung schon im Training zu testen, hilft dir.

Wenn du dich schon mehr mit dem Thema auseinandergesetzt hast, dann hilft dir bestimmt der folgende Stufenplan, den du für dein Training anwenden kannst. Hier sei explizit erwähnt, dass das etwas für alle diejenigen ist, die lange Ausdauerdisziplinen bestreiten und sich schon länger mit dem Thema Verpflegung bei sportlicher Aktivität auseinandergesetzt haben.

Ablauf des Darmtrainings für eine maximale Kohlenhydrataufnahme über 12 Wochen (modifiziert nach Viribay, 2020)

Woche vor dem Wettkampf	Ziel	Lebensmittel	Getränke	Wie viel?	Dauer	Häufigkeit
12-10	Erhöhung der Kohlenhydratzufuhr beim Training und im Alltag	Kohlenhydratreiche Lebensmittel, Getränke im Alltag und im Training	Vor dem Training: 500-1.000 ml Flüssigkeit	2-4 g KH/kg KG vor und nach dem Training; ab jetzt > 6 g KH/kg KG und Tag	1-2 Wochen	3 Trainingseinheiten pro Woche
10-8	Erhöhung des Magenvolumens während des Trainings	Vorheriges plus Obst, fruktosereiche Lebensmittel (Honig, Trauben, Apfel)	300-400 ml isotonische Getränke/h (6-8 % KH-Lösung) im Training	mindestens 45 g Kohlenhydrate pro Stunde	1-2 Wochen	3 Trainingseinheiten pro Woche
8-6	Erhöhung der Kohlenhydrataufnahme im Training plus spezifische Sportprodukte	Vorheriges plus Gels, Riegel, Sportgetränke	500 ml isotonische Getränke/h	45-60 g Kohlenhydrate pro Stunde	1-2 Wochen	2-3 Trainingseinheiten pro Woche
6-4	Optimierung der Kohlenhydrataufnahme – höchstmögliche Aufnahmemenge KH testen	Vorheriges plus Gels, Riegel, Sportgetränke	500-750 ml isotonische Getränke/h	Bis zu 90 g Kohlenhydrate pro Stunde	1-2 Wochen	2-3 Trainingseinheiten pro Woche
4-0	Optimierung und Testen der Rennverpflegung	Gels, Riegel, Sportgetränke, Mahlzeiten in den rennspezifischen Trainingseinheiten	Individuell getestete Rennverpflegung aus vorherigen Wochen	>90 und bis zu 120 g Kohlenhydrate pro Stunde	1-4 Wochen	2-3 Trainingseinheiten pro Woche

(KG = Körpergewicht, KH = Kohlenhydrate)

Wenn wir jetzt zurückkommen auf die allgemeine Darmgesundheit, gibt es ein paar Punkte, die jeder Darm benötigt.

Das benötigt dein Darm:

- probiotische Bakterien und Präbiotika;
- antioxidative Pflanzenstoffe;
- Vitamin D und
- eine abwechslungsreiche, pflanzenbetonte Ernährung.

Und genaue diese Helferlein wollen wir uns jetzt genauer anschauen.

DEINE HELFER FÜR DIE DARMGESUNDHEIT

Probiotika

Probiotika sind lebende Mikroorganismen, die unsere Darmmikrobiota auf natürliche Weise bereichern. Sie sind in vielen natürlichen Lebensmitteln wie Joghurt, Kefir und Sauerkraut enthalten und können auch in Form von Kapseln, Tabletten oder Pulvern eingenommen werden. Probiotika helfen dabei, unseren Darmtrakt gesund zu halten und die Aufnahme von Nährstoffen zu verbessern.

Darüber hinaus können sie unser allgemeines Wohlbefinden verbessern und den Körper bei der Bekämpfung von Infektionen unterstützen. So können Probiotika eine wichtige Rolle bei der Gesundheit spielen. Sie sind gut für unsere Verdauung und helfen, unseren Körper von schädlichen Bakterien zu befreien.

Probiotika sind auch eine großartige Quelle für Vitamine und Nährstoffe. Viele Menschen nehmen Probiotika, um ihre allgemeine Gesundheit zu verbessern oder bestimmte gesundheitliche Probleme zu behandeln. Probiotika können dem Körper helfen, besser mit Infektionen und anderen Krankheiten fertig zu werden. Nur wer Probiotika regelmäßig, idealerweise täglich, einnimmt, kann die besten Effekte für die Gesundheit erzielen.

Probiotika bieten eine Reihe von gesundheitlichen Vorteilen für Sportler. Sie können Magen- und Darmprobleme verringern, was wiederum die sportliche Leistung erhöht und die Regeneration verbessert.

PROBIOTIKA – NUTZEN FÜR SPORTLER

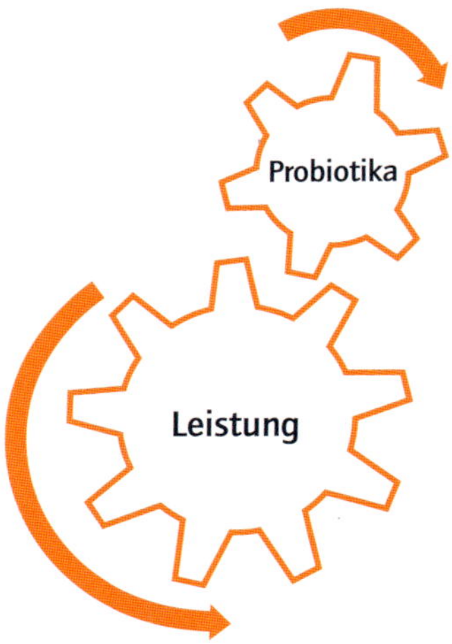

So wirken Probiotika:

bringt die Darmmikrobiota ins Gleichgewicht
stärkt die intestinale Barrierefunktion
schützt vor krankmachenden Erregern
verbessert die Immunantwort
produziert bioaktive Stoffe, wie kurzkettige Fettsäuren

reduziert Beschwerden von Magen und Darm
verringert Atemwegserkrankungen

➤ Und wie kommst du nun zu mehr Bakterien in deinem Essen? Fermentieren hilft!

Fermentation

Die **Fermentierung** von Lebensmitteln hat eine lange Tradition in der Verwendung zur Verbesserung der Gesundheit. Fermentierte Lebensmittel sind solche, die Bakterien oder Hefe ausgesetzt wurden, um Zucker und andere Kohlenhydrate in Alkohol oder Säuren umzuwandeln.

Dieser Fermentationsprozess verändert den Geschmack, die Textur und den Nährstoffgehalt des Lebensmittels. Zu den Vorteilen, die mit dem Verzehr von fermentierten Lebensmitteln verbunden sind, gehören eine verbesserte Verdauung, eine erhöhte Aufnahme von Nährstoffen, eine bessere Immunfunktion und weniger Entzündungen.

Zu den bekanntesten fermentierten Lebensmitteln gehören Joghurt, Kefir, Sauerkraut, Kimchi, Pickles und Sauerteigbrot. Alle diese Lebensmittel sind reich an Probiotika, das heißt, an nützlichen Bakterien, die zur Gesunderhaltung unseres Darms beitragen. Fermentierte Lebensmittel enthalten auch Enzyme, die uns helfen, die Nahrung besser zu verdauen und mehr Nährstoffe aus der Nahrung aufzunehmen.

Einige der bekanntesten fermentierten Lebensmittel sind reich an Antioxidantien und anderen Vitaminen und Mineralien, die für die Gesundheit wichtig sind. Zu diesen Nährstoffen gehören Vitamin C, Vitamin B_{12}, Eisen und Magnesium. Antioxidantien helfen, unsere Zellen vor Schäden durch freie Radikale zu schützen. Eine Ernährung, die reich an Antioxidantien ist, kann dazu beitragen, das Risiko chronischer Krankheiten wie Herzkrankheiten, Krebs und Diabetes zu verringern.

PROTIPP **Wichtig für dich als Sportler!**

Zu viele Antioxidantien können Anpassungsprozesse durch den Sport verhindern. Daher empfehlen wir dir, auf Antioxidantien als Supplemente zu verzichten. Gestalte lieber dein Essen reich an Antioxidantien.

Studien von Merry und Ristow belegen, dass vor allem Supplemente die negativen Auswirkungen hervorrufen, nicht die Ernährung mit natürlichen Lebensmitteln.

FERMENTIEREN LEICHT GEMACHT

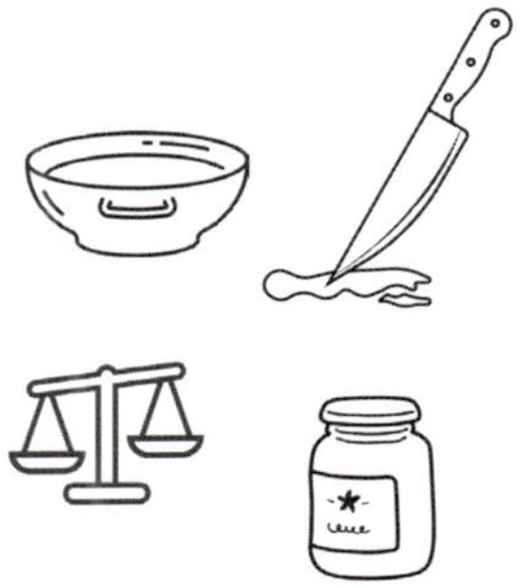

Zutaten:
1 Kohl (Weißkohl oder Spitzkohl oder Rotkohl)
Salz (idealerweise einfaches Steinsalz ohne Zusätze)
Wasser

Und so geht´s:
1 Hände und Zubehör gründlich waschen
2 Kohl klein raspeln (geht auch in der Küchenmaschine)
3 Kohl abwiegen und 2 % des Gewichtes Salz abwiegen

Je nach Geschmack kannst du den Kohl für maximal 21 Tage draußen stehen lassen. Wenn es dir früher schmeckt kannst du die Fermentation unterbrechen, wenn du ihn kühl lagerst oder in den Kühlschrank stellst.

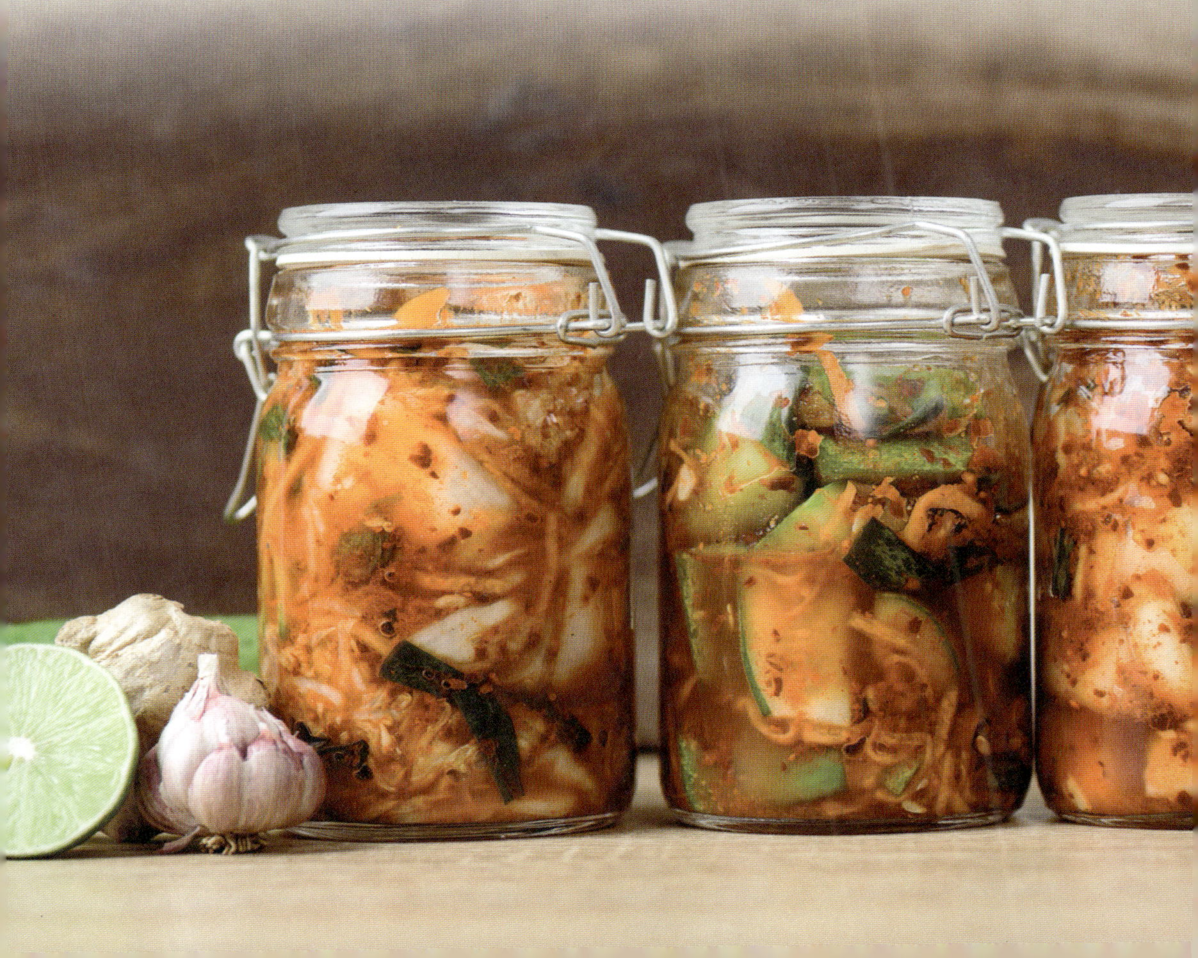

Das Fermentieren von Lebensmitteln kann ganz einfach zu Hause durchgeführt werden. Alles, was du brauchst, ist ein Gefäß, etwas Wasser und ein paar einfache Zutaten. Du kannst Gemüse, Obst, Getreide oder Milch zum Fermentieren von Lebensmitteln verwenden.

Der erste Schritt besteht darin, die Zutaten zusammenzustellen. Nehmen wir als Beispiel Sauerkraut.

Wenn du zu Hause Sauerkraut herstellen möchtest, musst du zunächst die Zutaten zusammenstellen. Du brauchst Kohl, Wasser und Salz.

Der zweite Schritt ist das Zerkleinern des Kohls. Du kannst eine Küchenmaschine oder ein Messer verwenden. Der dritte Schritt besteht darin, den Kohl zu wiegen und das Salz im richtigen Verhältnis abzuwiegen.

Der vierte Schritt besteht darin, die Mischung zu fermentieren. Dazu lässt du das Gemisch bis zu einer Woche abgedeckt (nicht luftdicht, da Gase entweichen müssen) stehen. Nach circa einer Woche kannst du das Kraut probieren, ob es dir genug gesäuert ist, wenn ja, dann verschließe es luftdicht und stelle es kühl. Das unterbricht die Fermentation. Du kannst ein Glasgefäß oder einen Plastikbehälter verwenden.

Der fünfte Schritt ist die Aufbewahrung des Sauerkrauts im Kühlschrank. Du kannst es bis zu zwei Monate aufbewahren.

Ein weiterer wichtiger Helfer sind die Präbiotika.

Präbiotika

Präbiotika sind vorrangig Ballaststoffe, die das Wachstum von guten Bakterien in unserem Darm fördern. Sie können natürlich in verschiedenen Lebensmitteln vorkommen, zum Beispiel in Bananen, Knoblauch und Zwiebeln. Aber auch Präparate, die in Apotheken und Reformhäusern erhältlich sind, können eine gute Quelle für Präbiotika sein.

Probiotika und Präbiotika haben ähnliche Wirkungen, aber sie sind nicht dasselbe. Probiotika sind lebende Bakterien, die unseren Körper bereichern. Präbiotika hingegen sind unverdauliche Ballaststoffe, die das Wachstum von guten Bakterien fördern

Probiotika können also direkt die Darmflora verbessern, während Präbiotika indirekt dazu beitragen. Probiotika und Präbiotika sind also beide sehr gesunde Substanzen, die unseren Körper auf unterschiedliche Weise unterstützen.

PRÄBIOTISCHE LEBENSMITTEL

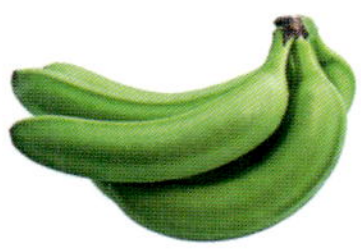

grüne Banane

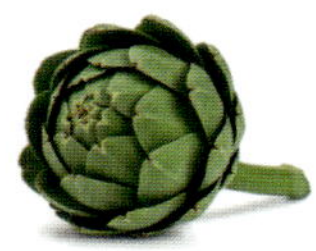

Artischocke

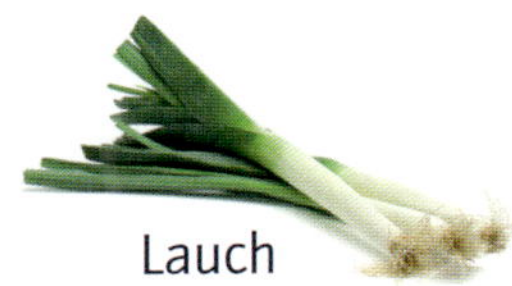

Lauch

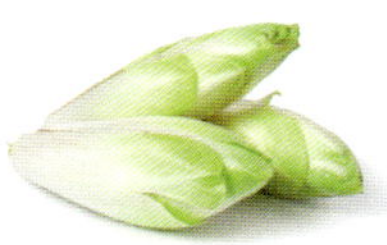

Chiccoreé

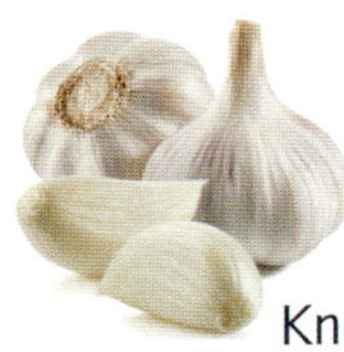

Knoblauch

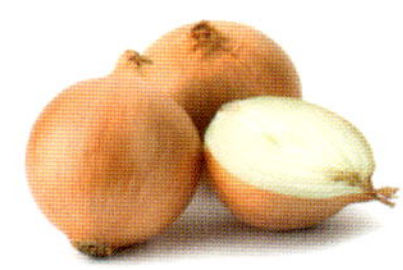

Zwiebel

Nicht nur präbiotisch wirksame **Ballaststoffe** sind nützlich, sondern alle Ballaststoffe.

Ballaststoffe

Einfach gesagt, sind Ballaststoffe die unverdaulichen Teile der Pflanzen, die wir essen. Obwohl unsere Verdauungsenzyme nicht in der Lage sind, Ballaststoffe zu verdauen, spielen sie dennoch eine wichtige Rolle in unserer Ernährung. Sie helfen uns beispielsweise dabei, gesund zu bleiben, indem sie unseren Körper reinigen und uns regelmäßig ausscheiden lassen.

Ballaststoffreiche Lebensmittel umfassen Vollkornprodukte, Hülsenfrüchte, Obst und Gemüse. Für die meisten Menschen ist es empfehlenswert, täglich mindestens 30 Gramm Ballaststoffe zu essen.

Lösliche Ballaststoffe

Als lösliche Ballaststoffe werden Nahrungsmittelbestandteile bezeichnet, die sich in Wasser auflösen und eine gelartige Substanz bilden. Die meisten pflanzlichen Lebensmittel enthalten lösliche Ballaststoffe, darunter Hafer, Bohnen, Äpfel und Orangen. Auch einige Ballaststoffpräparate, die in Apotheken erhältlich sind, bestehen hauptsächlich aus löslichen Ballaststoffen.

Lösliche Ballaststoffe gelten als besonders gesund, da sie den Cholesterinspiegel senken und die Verdauung anregen können. Außerdem können sie dazu beitragen, den Blutzuckerspiegel konstant zu halten, Blutzuckerschwankungen zu vermeiden und Heißhungerattacken vorzubeugen.

Lösliche Ballaststoffe

Lösliche Ballastoffe binden Wasser und bilden dadurch Gele aus.

Sie erhöhen die Gleitfähigeit des Darminhalts und somit kurzfristig das Stuhlvolumen.

Werden im Darm zu kurzkettigen Fettsäuren (Acetat, Propionat, Butyrat) abgebaut. Diese senden den ph-Wert und regen die Verdauung an.

Bildung von immunsimulierenden Subsatanzen, die für ein Wachstum der guten Darmbakterien sorgen.

Quellstoffe sind enthalten in Haferkleie, Gerste, Bohnen, erbsen, Äpfeln und Zitrusfrüchten.

Die Forschung von Zhang zeigt, dass Menschen, die regelmäßig lösliche Ballaststoffe zu sich nehmen, seltener an Herz-Kreislauf-Erkrankungen leiden. Lösliche Ballaststoffe sind also nicht nur gesund, sondern können auch dazu beitragen, ernsthaften Krankheiten vorzubeugen.

Unlösliche Ballaststoffe

Unlösliche Ballaststoffe sind unverdauliche Fasern, die in vielen pflanzlichen Nahrungsmitteln enthalten sind. Die meisten Menschen nehmen jeden Tag etwas Ballaststoffe auf, ohne es zu wissen. Zu den unlöslichen Ballaststoffen gehören Cellulose, Hemicellulose und Lignin.

Diese Fasern kommen in vielen Obst- und Gemüsesorten vor, aber auch in Vollkornprodukten, Nüssen und Bohnen. Ballaststoffe sind an sich unverdaulich, aber sie helfen dabei, die Verdauung zu regulieren und gesundheitlich schädliche Stoffe aus dem Körper zu entfernen.

Sie binden Wasser im Darm, was die Stuhlgänge weicher und leichter macht. Ballaststoffreiche Nahrungsmittel sind also gut für die Gesundheit. Allerdings sollte man nicht zu viel von ihnen essen, da sie auch Blähungen und Bauchschmerzen verursachen können.

Resistente Stärke

Resistente Stärke ist ein unverdaulicher Ballaststoff, der in vielen pflanzlichen Nahrungsmitteln enthalten ist. Sie kann den Darmpassagedurchgang verzögern und so die Aufnahme von Nährstoffen regulieren.

Darüber hinaus fördert resistente Stärke die Produktion von kurzkettigen Fettsäuren (Short Chain Fatty Acids (SCFAs)), insbesondere Butyrat, was wiederum die Darmbarrierefunktion stärken und entzündliche Vorgänge im Darm reduzieren kann. Dies bedeutet, dass sie in den oberen Bereichen des Verdauungstrakts nicht vollständig zersetzt werden kann und erst im Dickdarm anfängt, fermentiert zu werden.

Die gärende Fermentation von resistenter Stärke führt (wie auch der bakterielle Abbau von löslichen und unlöslichen Ballaststoffen) zur Produktion von SCFAs, die als Brennstoff für die Darmzellen dienen. Die Aufnahme von resistenter Stärke wird daher als positiv für die Darmgesundheit angesehen.

Nicht alle Stärken sind gleich. Die meisten Menschen kennen wohl die zwei Haupttypen von Stärke, jene aus Weizen und Mais. Diese Typen von Stärke, nicht resistente Stärke genannt, finden wir normalerweise in unserem Essen.

Resistente Stärke dagegen ist in Lebensmitteln wie Bohnen, Erbsen, Linsen und Gerste enthalten. Der menschliche Körper kann resistente Stärke nicht vollständig verdauen, aber das ist kein Problem. Tatsächlich ist es ein großer Vorteil.

Wie der Name schon sagt, ist resistente Stärke resistent gegen die Verdauung im menschlichen Körper. Deshalb bleiben viele ihrer Nährstoffe intakt und stehen dem Körper noch zur Verfügung, nachdem sie den Verdauungstrakt verlassen haben.

Resistente Stärke hat auch einen positiven Effekt auf die Gesundheit des Darms: Sie fördert eine gesunde Darmmikrobiota und reguliert die Verdauung.

Resistente Stärke erhöht im Darm die nützlichen Darmbakterien. Resistente Stärke trägt so zur Verbesserung des Immunsystems bei, verhindert das Wachstum schädlicher Bakterien, trägt zur Normalisierung der Energieproduktion bei und kann sogar zur Krebsprävention beitragen.

Die meisten Menschen nehmen nicht genug resistente Stärke zu sich – aber das kann man ändern! Indem man sich bewusster ernährt und mehr Vollkornprodukte, Hülsenfrüchte und andere ballaststoffreiche Nahrungsmittel zu sich nimmt, kann man leicht seinen täglichen Bedarf an resistenter Stärke erhöhen – und damit auch seine Gesundheit verbessern!

Du solltest jeden Tag 15 Gramm resistente Stärke zu dir nehmen, wie dir das gelingt, steht in Kap. IV.

Flohsamenschalen und Akazienfaserpulver

Flohsamenschalen sind eine Art löslicher Ballaststoff, der als Nahrungsergänzungsmittel oder als Zusatz zu Lebensmitteln verwendet werden kann. Sie werden aus den Samen der Pflanze Plantago ovata gewonnen, die in Indien und Pakistan heimisch ist. Flohsamenschalen werden normalerweise in Pulverform verkauft und bilden, mit Wasser vermischt, eine gelartige Substanz.

Dieses Gel kann dazu beitragen, den Stuhlgang zu verdichten und ihn leichter auszuscheiden. Es normalisiert den Stuhl sowohl bei Verstopfung als auch bei Durchfall. Kann also immer eingesetzt werden. Außerdem können Flohsamenschalen Wasser absorbieren und helfen, den Dickdarm hydriert zu halten. Das kann das Risiko von Verstopfung und anderen Darmproblemen verringern.

Flohsamenschalen gelten für die meisten Menschen als unbedenklich, können aber in einigen Fällen Blähungen und Völlegefühl verursachen.

Akazienfaserpulver ist ein Nahrungsergänzungsmittel, das aus den getrockneten und gemahlenen Schoten des Acacia-Senegal-Baums hergestellt wird. Der Akazienbaum ist in Afrika heimisch und wird seit Jahrhunderten von traditionellen Heilern zur Behandlung einer Vielzahl von Krankheiten eingesetzt. Daher ist Akazienfaserpulver zu einem beliebten Bestandteil von Nahrungsergänzungsmitteln und natürlichen Gesundheitsprodukten geworden. Akazienfaserpulver ist reich an Ballaststoffen, die für eine gesunde Verdauung wichtig sind. Es enthält auch eine Art von löslichen Ballaststoffen, die als präbiotische Ballaststoffe bekannt sind und die nützlichen Bakterien im Darm ernähren und ein gesundes Mikrobiom fördern.

Darüber hinaus ist Akazienfaserpulver eine gute Quelle für Antioxidantien und hat nachweislich entzündungshemmende Eigenschaften. Alle diese Faktoren machen Akazienfaserpulver zu einem wertvollen Mittel zur Unterstützung der allgemeinen Gesundheit.

Vitamin D

Dass wir Deutsche sehr häufig einen zu niedrigen Vitamin-D Spiegel haben, ist mittlerweile bekannt. Eine Unterversorgung an diesem lebenswichtigen Vitamin kann im ganzen Körper Krankheiten wie Fettleibigkeit, Depressionen oder Herz-Kreislauf-Erkrankungen verursachen, die zu ernsteren Gesundheitsproblemen führen, wenn sie über einen längeren Zeitraum unbehandelt bleiben. Die Vorteile einer Vitamin-D-Supplementierung sind zahlreich.

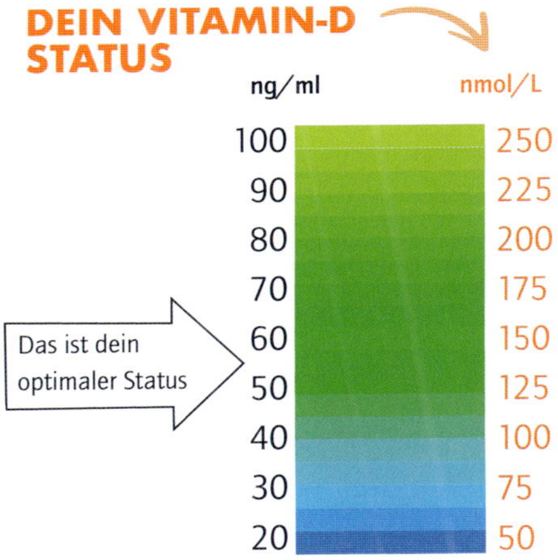

➤ Doch was hat das mit dem Darm zu tun?

Vitamin D trägt zur Stärkung des Immunsystems bei, indem es mit anderen Zellen im Körper zusammenarbeitet. Es trägt auch zur Verringerung von Entzündungen bei und kann sogar unser Hormonsystem beeinflussen.

Einige neue Daten von Battistini und Studzinski deuten darauf hin, dass das Darmmikrobiom eine wichtige Rolle spielen könnte und dass viele der Wirkungen von Vitamin D durch seine Auswirkungen auf die Darmbakterien vermittelt werden.

In einer Studie von Singh erhielten gesunde Frauen, bei denen ein Vitamin-D-Mangel festgestellt worden war, drei Monate lang ein hoch dosiertes Ergänzungsmittel. Ihr Vitamin-D-Spiegel und ihr Darmmikrobiom wurden vor und nach der 12-wöchigen Einnahme von Vitamin-D-Präparaten gemessen – mit überraschenden Ergebnissen: Die Vitamin-D-Supplementierung erhöhte die wichtige bakterielle Vielfalt des Darms erheblich.

Wir können dir daher nur empfehlen, den Vitamin-D-Status regelmäßig checken zu lassen. Denn auch hier kannst du deinem Darm etwas Gutes tun.

Leider ist Vitamin D in nur wenigen Lebensmitteln enthalten und wird beim Erhitzen oder Lagern auch schnell zerstört, daher ist es meist sinnvoll, auch auf ein hochwertiges Präparat zurückzugreifen.

SEKUNDÄRE PFLANZENSTOFFE

- ausschließlich in Pflanzen vorkommende, etwa 100.000 verschiedene chemische Verbindungen.

Klassen sekundärer Pflanzenstoffe

- Carotinoide
- Flavonoide
- Glucosinolate
- Monoterpene
- Phytoöstrogene
- Phytosterine
- Polyphenole
- Protease-Inhibatoren
- Saponine
- Sulfide

Schon gewusst?

Bekante sekundäre Pflanzenstoffe sind Anthocyane. Sie sind als Farbstoffe in Heidelbeeren als auch in Broombeeren und Himbeeren zu finden.

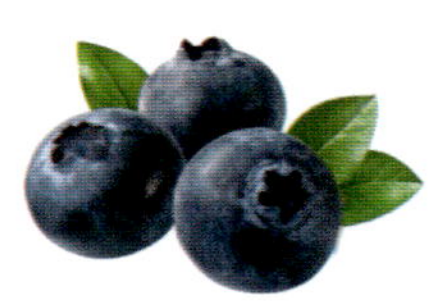

Aufgaben im menschlichen Organismus

- Immunsystem-stärkend
- Hautalterung-vorbeugend
- Krebs-vorbeugend
- Cholesterin-senkend
- Blutdruck-senkend
- wirkt der Enstehung von Herz-Kreislauferkrankungen entgegen

Sekundäre Pflanzenstoffe

Die meisten **sekundären Pflanzenstoffe** sind resistent gegen das saure Milieu im Magen, sodass die antioxidativen Verbindungen, die sogenannten *Polyphenole*, fast unversehrt den Darm erreichen. Wenn die Polyphenole den Darmbakterien und den von den Darmmikroorganismen freigesetzten Enzymen ausgesetzt sind, werden sie in Stoffwechselprodukte des Darmmikrobioms umgewandelt. Diese Stoffwechselprodukte im Darm können mit den Darmzellen interagieren und dazu beitragen, Erkrankungen des Verdauungssystems zu verhindern.

Du kannst das unterstützen, indem du möglichst bunt isst. Viele Farben bedeuten viele sekundäre Pflanzenstoffe und damit viel Gutes für deine Darmbakterien.

Ein weiteres Helferlein, das wir hier gerne noch erwähnen: **Nitrat**.

Nitrat

Nitrat ist eine natürliche Verbindung, die in vielen Gemüsesorten vorkommt, darunter Blatt- und Wurzelgemüse wie Spinat, Kopfsalat, Feldsalat, Mangold, Rucola, Rettich, Kohlrabi, Rote Beete und Radieschen.

Die Forscher um González-Soltero haben gezeigt, dass Nitrat die Durchblutung verbessern und das Risiko von Herzkrankheiten verringern kann. Darüber hinaus ist Nitrat auch für die Darmschleimhaut von Vorteil.

Die Darmschleimhaut ist eine Schicht von Zellen, die den Darm auskleidet. Sie spielt eine wichtige Rolle bei der Verdauung und bei der Aufnahme von Nährstoffen. Die Schleimhaut kann durch verschiedene Faktoren geschädigt werden, darunter Stress, falsche Ernährung und Infektionen. Wenn die Schleimhaut geschädigt ist, kann dies zu verschiedenen Gesundheitsproblemen führen, z. B. Durchfall und Leaky-Gut-Syndrom.

Nitrat trägt zum Schutz der Darmschleimhaut bei, indem es Entzündungen und oxidativen Stress vermindert. Außerdem trägt es dazu bei, die Durchblutung des Darms zu verbessern und die Nährstoffaufnahme zu steigern.

NITRATGEHALT IN GEMÜSE

Hoch 1.000-4.000 mg/kg Nitrat	Mittel 1.000-500 mg/kg Nitrat	Gering Unter 500 mg/kg Nitrat
Blattgemüse: Kopfsalat, Endivie, Eissalat, Feldsalat, Spinat, Stielmangold	Wurzel- und Knollengemüse: Karotten, Kohlrabi, Sellerie	Fruchtgemüse: Erbsen, Gurken, grüne Bohnen, Paprika, Tomaten
Kohlgemüse: Grünkohl, Chinakohl, Weißkohl, Wirsing	Kohlgemüse: Blumenkohl, Kopfkohl	Kohlgemüse: Rosenkohl
Wurzelgemüse: Rote Beete, Radieschen, Rettich	Zwiebelgemüse: Lauch	Zwiebelgemüse: Knoblauch, Zwiebeln
	Fruchtgemüse: Auberginen, Zucchini	Obst, Getreide, Kartoffeln

INFOBOX Nitrat, Nitrit, Nitrosamine

Nitrat ist für den Menschen nicht gefährlich. Aber **Nitrit**, das aus Lebensmitteln stammt oder von Bakterien während der Verdauung gebildet werden kann, kann gesundheitsschädlich sein. Dies geschieht, wenn Gemüse lange und immer wieder erhitzt wird. Nitrit ist auch in gepökeltem Fleisch wie Schinken, Speck und Salami enthalten, da es Teil des Pökelprozesses ist.

Nitrit wandelt den Blutfarbstoff Hämoglobin in Methämoglobin um. Erwachsene können Methämoglobin wieder in Hämoglobin umwandeln, aber Säuglinge und Kleinkinder können dies nicht. Das bedeutet, dass das Hämoglobin dann nicht mehr für den Sauerstofftransport zur Verfügung steht, was im schlimmsten Fall zum Tod führen kann.

Nitrosamin kann aus Nitrit gebildet werden und hat sich in Tierversuchen als krebserregend erwiesen. Es kann sich entweder im Magen bilden oder wenn Lebensmittel bei sehr hoher Temperatur gegart werden, z. B. beim Grillen von Fleisch. Es ist nicht klar, ob das erhöhte Krebsrisiko auch für den Menschen gilt. Außerdem enthält Gemüse Vitamin C und sekundäre Pflanzenstoffe (Polyphenole), die die Bildung von Nitrosaminen hemmen.

APOTHEKERTIPP **Tryptophan für den Darm!**

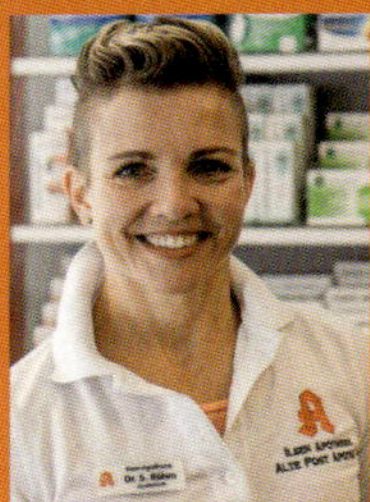

Tryptophan ist eine wichtige Aminosäure, die für die Bildung von Proteinen benötigt wird. Diese essenzielle Aminosäure ist immer dann wichtig, wenn im Körper, insbesondere im Darm, Entzündungsprozesse ablaufen. Sie kann dazu beitragen, die Ausbreitung von Krankheiten und das Wachstum von schädlichen Zellen zu verringern. Der Verbrauch von Tryptophan ist daher ein wichtiger Mechanismus zur Abwehr.

Bei starker körperlicher Betätigung, wie z. B. beim Sport, kommt es häufig zu Entzündungsreaktionen im Körper. Dies kann bei Sportlern zu einem erhöhten Abbau von Tryptophan führen. Tryptophan wird auch für die Bildung von Serotonin benötigt, einem Hormon, das den Menschen glücklich macht. Wenn zu viel Tryptophan abgebaut wird, kann dies die Serotoninproduktion verringern. Dies kann dazu führen, dass man sich weniger gut an Dinge erinnern kann oder man eher zu Depressionen neigt.

Tryptophan ist auch für den Aufbau gesunder, normaler Zellen, wie z. B. unserer Muskelzellen, notwendig. Wenn wir körperlich aktiv sind, bilden sich winzige Risse in unseren Muskelzellen – das ist die Ursache für den bekannten Muskelkater. Um diese Verletzungen reparieren zu können, müssen wir über eine ausreichende Menge an Tryptophan verfügen.

Aktive Menschen haben daher einen höheren Bedarf an dieser essenziellen Aminosäure als inaktive Menschen. Du musst sie mit der Nahrung aufnehmen, da der Körper sie nicht selbst herstellen kann. Tryptophan findet sich zum Beispiel in großen Mengen in Fisch, Eiern, Geflügel- und Rindfleisch, Walnüssen und Kürbiskernen.

Und da nicht nur das, was wir essen, sondern auch die Umstände drum herum unsere Gesundheit und unser Wohlbefinden steigern, hier noch ein paar Tipps für deinen Lifestyle.

MIT DIESEN TIPPS STEIGERST DU DEIN WOHLBEFINDEN UND DAMIT AUCH DEINE DARMGESUNDHEIT

Guter Schlaf

Schlafmangel oder schlechter Schlaf kann tief greifende Auswirkungen auf unsere Gesundheit, unsere Stimmung und unser allgemeines Wohlbefinden haben. Aber eine gute Nachtruhe zu bekommen, muss nicht kompliziert sein. Es gibt ein paar einfache Dinge, die du tun kannst, um einen gesunden Schlaf zu fördern.

1. Vermeide blaues Licht am Abend (Fernseher, Handy etc.), indem du die Bildschirmzeit einschränkst und elektronische Geräte einige Stunden vor dem Schlafengehen ausschaltest.

2. Du solltest dir eine entspannende Schlafroutine zurechtlegen, die beinhaltet, dass du dich 30 Minuten lang ausruhst, bevor du das Licht ausmachst. In diesen 30 Minuten kannst du ein Bad nehmen, ein gutes Buch lesen oder Tagebuch schreiben. Alles ist erwünscht, das dir Ruhe gibt.

3. Und schließlich solltest du dafür sorgen, dass es in deinem Schlafzimmer kühl und angenehm ist, ideal wären circa 15-18 Grad Celsius.

Wenn du diese einfachen Tipps befolgst, bist du auf dem besten Weg, den erholsamen Schlaf zu finden, den du brauchst, um dich gut zu fühlen.

Verringere Stress

Die meisten Menschen haben in ihrem Leben schon einmal stressige Zeiten erlebt. Stress ist eine natürliche Reaktion auf jede Situation, die sich überwältigend anfühlt oder über die wir keine Kontrolle haben. Wenn wir gestresst sind, schaltet unser Körper in den „Kampf- oder Fluchtmodus" und setzt Hormone wie Adrenalin und Kortisol frei. Das kann dazu beitragen, dass wir uns wacher und konzentrierter fühlen, aber es kann auch zu körperlichen Symptomen wie Herzrasen, schwitzigen Handflächen und Bauchflattern führen.

Wenn wir regelmäßig unter Stress leiden, kann dies unsere Gesundheit beeinträchtigen, sowohl mental als auch körperlich. Auch unsere Darmgesundheit ist von stressigen Zeiten betroffen. Nichts funktioniert so, wie es soll.

Um Stress zu bewältigen, ist es wichtig, gesunde Routinen zu entwickeln und sich regelmäßig Auszeiten zu nehmen, um sich zu entspannen und zu erholen. Die Erholung ist für jeden individuell und du musst dein Rezept finden. Indem wir uns um uns selbst kümmern, können wir die negativen Auswirkungen von Stress in unserem Leben verringern.

Bewegung

Aktiv zu bleiben, ist wichtig für die allgemeine Gesundheit und das Wohlbefinden.

➤ Aber wie viel Bewegung brauchst du wirklich?

Für dich als Sportler sicher eher irrelevant, da du auch so genug Bewegung in deinem Alltag hast. Die Weltgesundheitsorganisation (WHO) empfiehlt ansonsten Erwachsenen zwischen 18 und 64 Jahren, sich mindestens 150 Minuten pro Woche (2,5 Stunden) mit mäßiger Intensität zu bewegen oder 75 Minuten mit hoher Intensität.

UNSERE TOP TEN FÜR DEINEN DARM

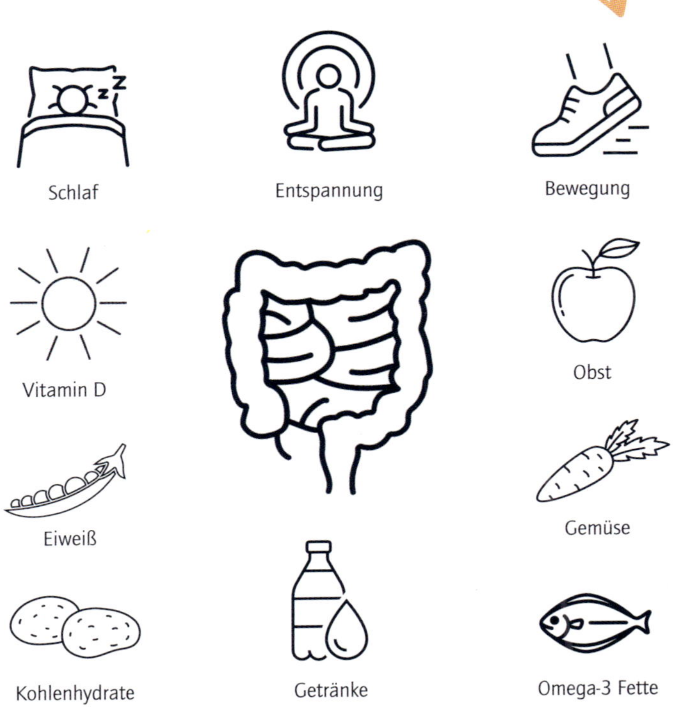

Dabei kommt es nicht nur auf die Quantität, sondern auch auf die Qualität an – das heißt, die Übungen sollten in kurzen Intervallen durchgeführt werden, mit Pausen dazwischen. Diese Art des Intervalltrainings verbessert die kardiovaskuläre Fitness nachweislich effektiver als kontinuierliches Training mit der gleichen Intensität.

Wenn es darum geht, eine Sportart oder eine Übung auszuwählen, ist die beste Übung diejenige, bei der du auch wirklich bleibst! Wenn du gerne läufst, dann solltest du auf jeden Fall weiterlaufen. Wenn du dich aber dabei ertappst, dass du Ausreden suchst, um nicht laufen zu gehen, dann ist es vielleicht an der Zeit, etwas Neues auszuprobieren.

Es gibt so viele Möglichkeiten, von Gruppenfitnesskursen über Tennis bis hin zum Schwimmen. Und vergiss nicht, dass auch leichte Aktivitäten wie Walken gesundheitsfördernd sein können. Denke immer daran, lieber weniger, aber regelmäßig, so förderst du auch deine Darmgesundheit.

> „Die Darmgesundheit ist doch wirklich für jeden Sportler entweder ein leistungssteigernder oder leistungsminimierender Faktor!"
>
> *Boris Obergföll*

DAS SOLLTEST DU AUS DIESEM KAPITEL MITNEHMEN

Ein gesunder Darm ist entscheidend für die allgemeine Gesundheit, Leistungsfähigkeit und das Wohlbefinden. Der Darm ist für die Aufspaltung der Nahrung, die Aufnahme von Nährstoffen und die Ausscheidung von Abfallstoffen verantwortlich. Um richtig zu funktionieren, muss der Darm ständig be- und entladen werden.

Leider kann dieses empfindliche Gleichgewicht oft durch falsche Ernährung, Stress und andere Faktoren gestört werden. Der Begriff „Darmtraining" beschreibt eine Reihe von Schritten, die helfen können, die Darmgesundheit zu erhalten und wiederherzustellen und die Verdauung zu verbessern. Je nach Sportart gibt es einen Schritt-für-Schritt-Plan für das „Darmtraining", der dir helfen kann, optimale Leistungen zu erzielen.

Probiotika, Präbiotika, antioxidative sekundäre Pflanzenstoffe, Vitamin D und eine abwechslungsreiche, pflanzliche Ernährung sind für die Darmgesundheit von Vorteil. Ballaststoffe werden in „lösliche", „unlösliche" und resistente Stärke eingeteilt. Alle Formen von Ballaststoffen können deine Darmgesundheit unterstützen.

Wenn es um die Darmgesundheit geht, ist das, was du isst, genauso wichtig wie die Frage, wie du lebst. Denn die Darmmikrobiota – die Gemeinschaft der Mikroben, die im Verdauungstrakt leben – spielt eine entscheidende Rolle für viele Aspekte der Gesundheit. Zahlreiche Faktoren können zu einem Ungleichgewicht der Darmmikrobiota beitragen, darunter schlechte Ernährung, Schlafmangel und chronischer Stress.

Zum Glück gibt es Maßnahmen, die ein gesundes Darmmilieu fördern können. Zum Beispiel kann die Aufnahme von ballaststoffreichen Lebensmitteln in deine Ernährung das Wachstum der nützlichen Mikroben fördern.

Flohsamenschalen und Akazienfaserpulver sind zwei Ballaststoffe, die sich sowohl bei Verstopfung als auch bei Durchfall als hilfreich erwiesen haben. Diese ballaststoffreichen Lebensmittel fördern nicht nur die Darmgesundheit, sondern bieten auch andere gesundheitsfördernde Vorteile wie Blutzuckerkontrolle und Gewichtsabnahme. Wenn du also nach Möglichkeiten suchst, deine Darmgesundheit zu unterstützen, solltest du unsere „Darmhelfer" in deinen Speiseplan aufnehmen.

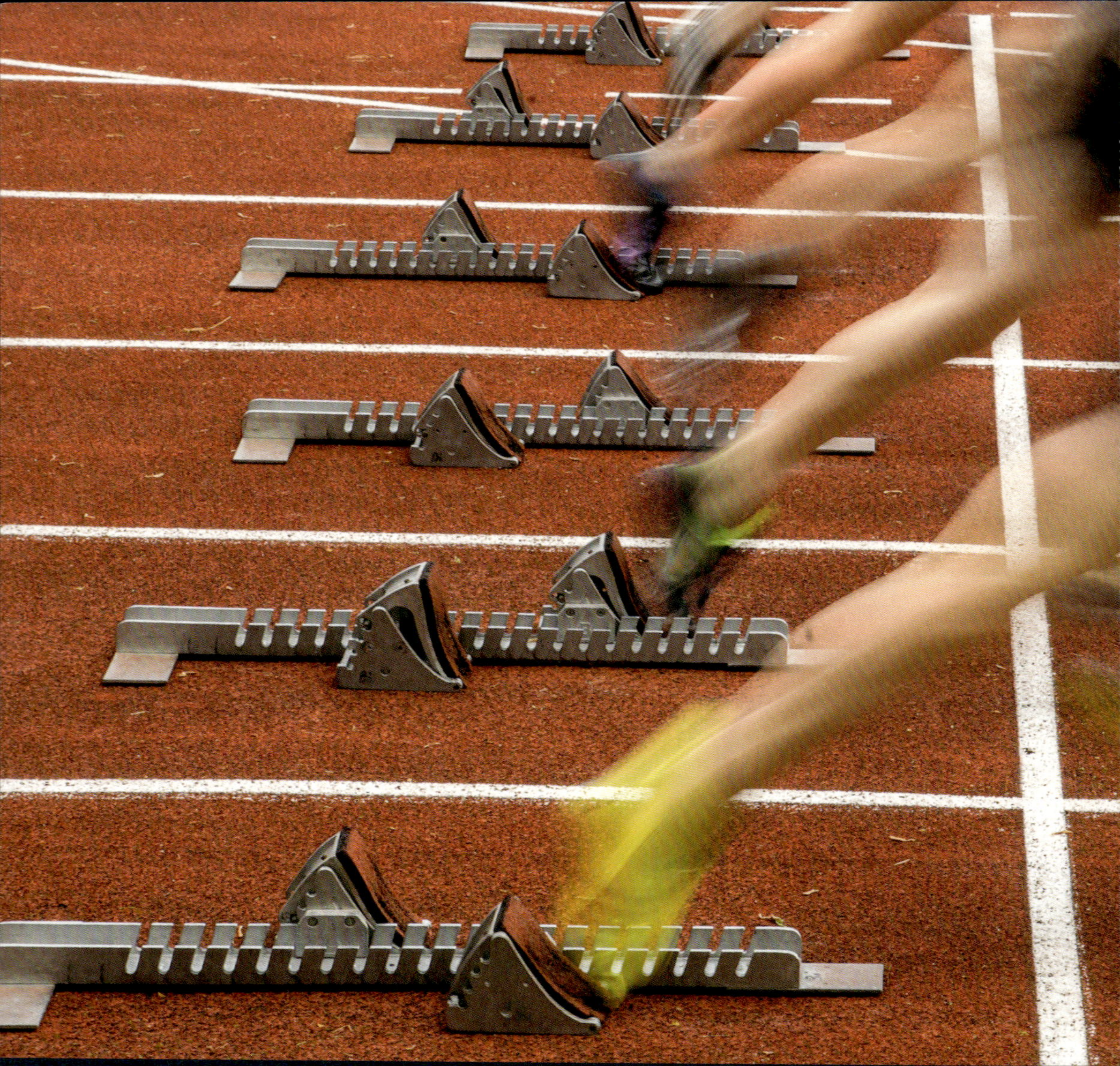

KAPITEL IV

UND AKTION!

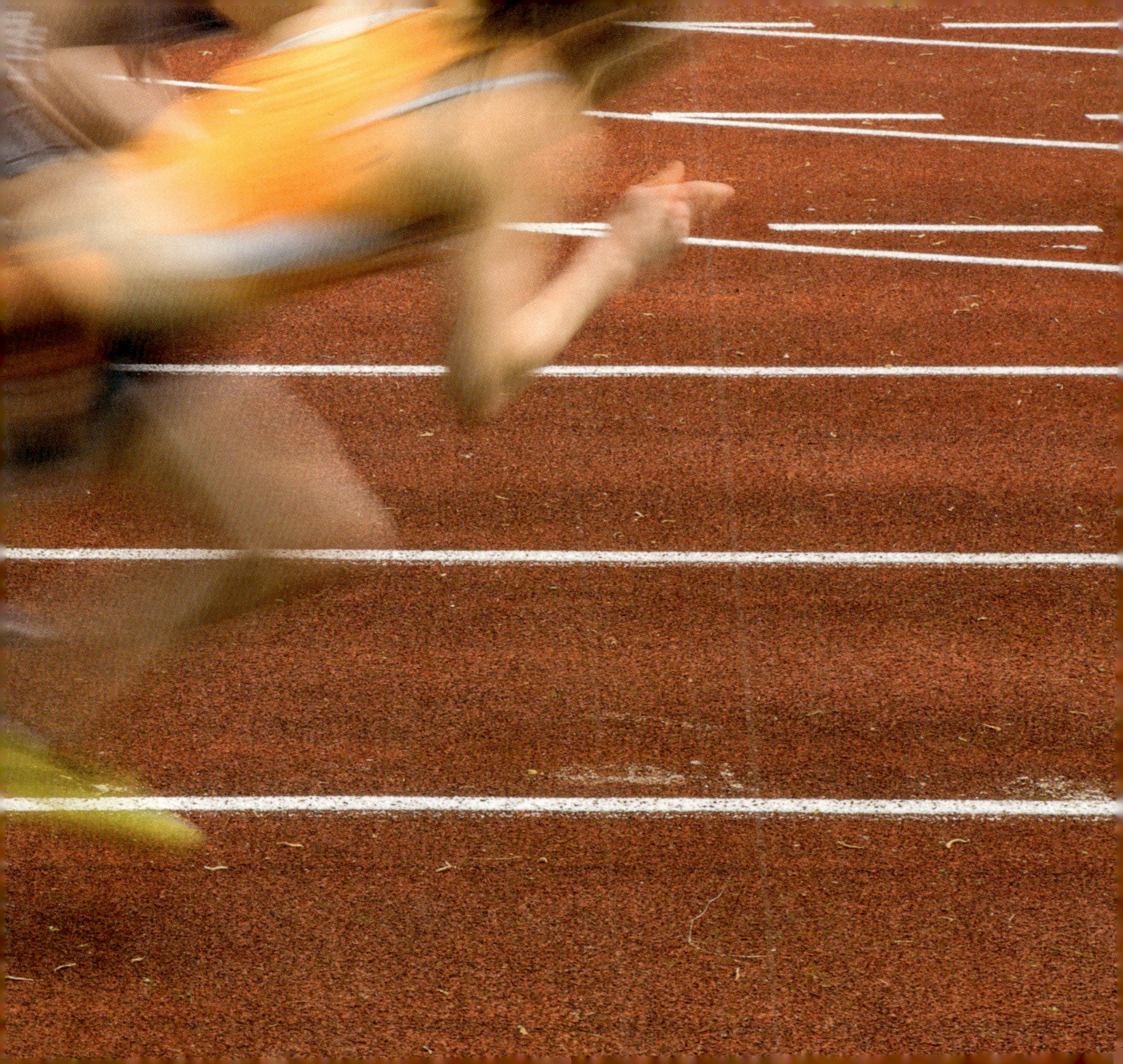

Nachdem wir jetzt viel Theorie gehört haben, ist es uns wichtig, dass du in die Umsetzung gehst. Dieses Buch soll keine Theorie bleiben, sondern dir helfen, deinen Darm fit zu machen für deinen Sport.

Auch wenn du kein Profisportler oder Leistungssportler bist, kannst du einiges tun, um Beschwerden entgegenzuwirken und dein Wohlbefinden im Sport zu steigern oder auch zu behalten. Dies gilt natürlich auch für den Alltag ohne Sport. Dafür werden wir dir in diesem Kapitel verschiedene Hilfestellungen an die Hand geben.

VIP: CHRISTINA OBERGFÖLL

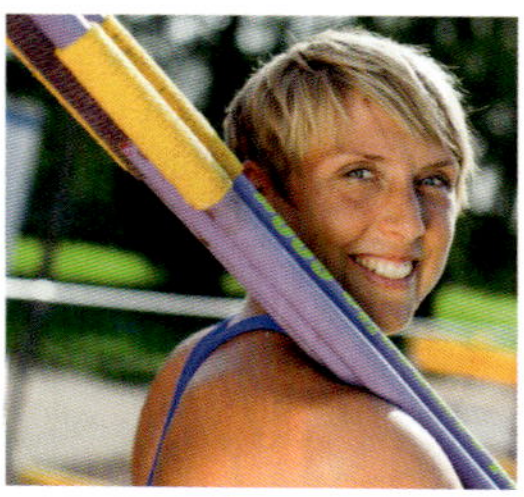

„Für mich als Mama ist das Thema wirklich wichtig, ich achte sehr darauf, dass wir als Familie viel Gemüse und Obst essen, es läuft aber viel unterbewusst, ich lebe es vor und hoffe, meine Jungs machen mit und machen es mir nach. Da freue ich mich immer sehr, dass wir wirklich sehr bunt und vielfältig essen. Ich glaube aber, ich habe schon immer viel richtig gemacht, einfach weil ich mich gut gefühlt habe mit der Auswahl an Obst, Gemüse, Nüssen. Heute weiß ich, das war darmgesund."

Lasse uns mit ein paar grundlegenden Hinweisen starten. Wir wollen zwar nicht bei Adam und Eva beginnen, aber für ein Verständnis und eine Einordnung deines Essens ist es wichtig, dass wir uns auf ein paar Basics verständigen.

DEINE BASICS: DIE NÄHRSTOFFE FÜR DIE BASIS

Proteine

Eiweiß liefert Energie, circa vier Kilokalorien pro Gramm und setzt sich aus verschiedenen Aminosäuren zusammen. Zwar gibt es eine Vielzahl an Aminosäuren, allerdings sind nur 20 für die Proteinherstellung beim Menschen relevant. Es gibt unentbehrliche und entbehrliche Aminosäuren. Die Qualität eines Proteins wird durch den Gehalt an essenziellen (unentbehrlichen) Aminosäuren bestimmt.

INFOBOX **Essenzielle und nicht essenzielle Aminosäuren**

Essenziell:
Leucin, Isoleucin, Lysin, Methionin, Phenylalanin,Threonin, Tryptophan, Valin, Histidin.

Nicht essenziell:
Alanin, Arginin, Asparagin, Asparaginsäure, Cystein, Glycin, Glutamin, Glutaminsäure, Serin, Tyrosin, Prolin.

Fehlt eine essenzielle Aminosäure oder ist sie nur in geringen Mengen vorhanden, sinkt der Wert eines Proteins. Werden jedoch verschiedene Proteine kombiniert, steigt der Wert des Proteins, weil Verluste ausgeglichen oder geringe Mengen erhöht werden. Je höher die biologische Wertigkeit eines Proteins ist, desto besser ist es für den Erhalt und den Aufbau von Muskelzellen geeignet. Die ideale Kombination von Proteinen besteht aus der Mischung von tierischen und pflanzlichen Proteinen.

Proteine sind ein wichtiger Bestandteil einer gesunden Ernährung, gerade auch für Sportler und besonders, wenn du auch Muskeln aufbauen und erhalten möchtest. Oder auch nach dem Sport die beste Regeneration erzielen möchtest.

Proteine sind essenzielle Nährstoffe, die eine Vielzahl von Aufgaben im Körper erfüllen. Eine ihrer wichtigsten Funktionen ist die Unterstützung des Immunsystems. Wenn der Körper fremden Eindringlingen wie Viren oder Bakterien ausgesetzt ist, helfen Proteine über Antikörper dabei, sie zu neutralisieren und das Eindringen zu verhindern.

PROTIPP

Große Mengen Proteine, mehr als 40-50 Gramm in einer Portion, können beim Training zu Magen-Darm-Problemen führen und „High-Protein-Diets" können bei gleichzeitig geringer Ballaststoffzufuhr negative Auswirkungen auf die Zusammensetzung deiner Mikrobiota haben.

Proteine spielen auch eine Rolle im Stoffwechsel und helfen dabei, die Nahrung aufzuspalten (über Enzyme) und in Energie umzuwandeln. Außerdem sind Proteine für den Aufbau und die Reparatur von Geweben im ganzen Körper verantwortlich. Vom Muskelgewebe bis zu den Hautzellen tragen Proteine dazu bei, dass der Körper stark und gesund bleibt. Ohne eine ausreichende Eiweißzufuhr kann der Körper nicht richtig funktionieren.

Es gibt viele verschiedene Möglichkeiten, sie zu essen. Tierische Produkte wie Fleisch, Milch und Eier sind hervorragende Eiweißlieferanten, aber auch pflanzliche Quellen wie Bohnen, Nüsse und Getreide liefern Proteine.

Die besten Ergebnisse erzielst du, wenn du eine Mischung aus tierischen und pflanzlichen Proteinen zu dir nimmst. So stellst du sicher, dass du alle essenziellen Aminosäuren bekommst, die dein Körper braucht, um richtig zu funktionieren.

INFOBOX

Worauf solltest du bei Proteinpulvern achten?

Erste einmal möchten wir dir sagen, dass es nicht unbedingt notwendig ist, Proteinpulver in deinen Speiseplan zu integrieren. Doch manchmal muss es einfach schnell gehen und wir verstehen es durchaus, wenn du dir dann eine Erleichterung verschaffst. Doch die Auswahl an Produkten ist schier unendlich groß, worauf also achten?

Wir haben hier drei schnelle Tipps für dich:

Tipp 1: Ideal ist es, wenn auf der Zutatenliste Molke, Whey-Isolat oder Soja ganz weit vorne stehen. Natürlich gibt es auch eine Reihe veganer Eiweißpulver, dort sollte dann die proteingebende Zutat möglichst an erster Stelle stehen. Je weiter hinten sie steht, desto mehr billige „Füllmittel" sind enthalten.

Tipp 2: Damit alle Aminosäuren auch im Körper ankommen, sollte das Proteinpulver kalt verarbeitet sein! Findest du dazu keine Angaben, wurde es wahrscheinlich erhitzt.

Tipp 3: „Hydrolysiert" oder „Hydrolysat" bedeutet, das Protein wurde mit Enzymen versetzt. So werden Aminosäuren zwar besser zugänglich gemacht, ist aber für dich eher kontraproduktiv, denn wir wollen ja, dass unser Körper selbst arbeitet.

PROTEINE – LEBENSMITTEL, DIE WIR EMPFEHLEN

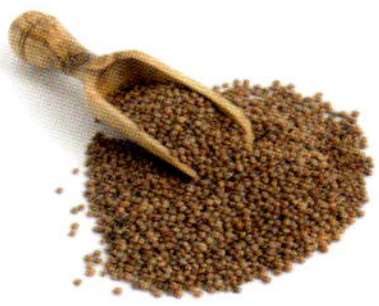

Linsen

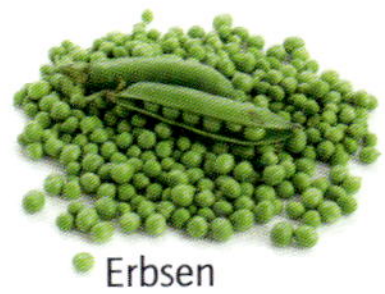

Erbsen

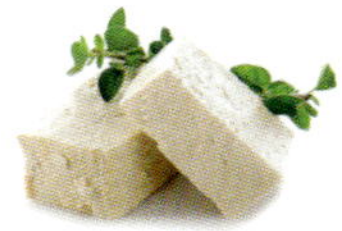

Tofu

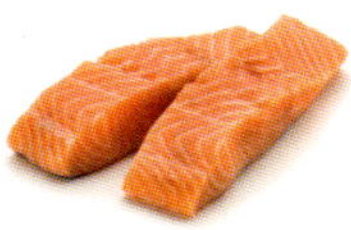

Lachs

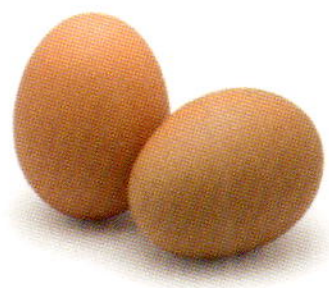

Eier

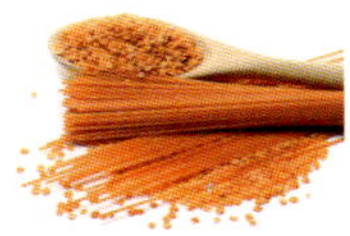

Linsennudeln

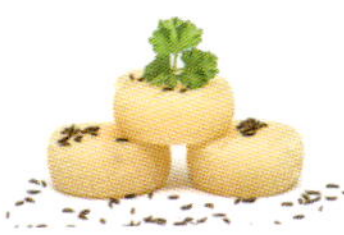

Harzer Käse

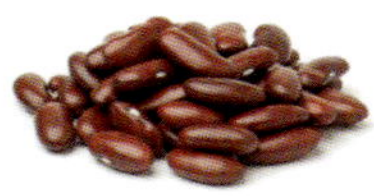

Bohnen

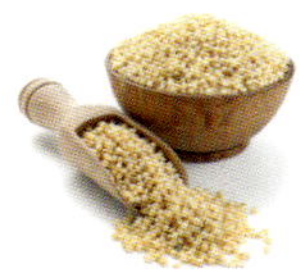

Quinoa

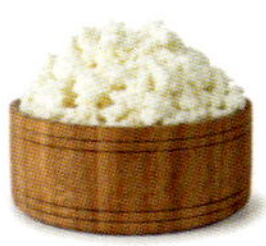

körniger Frischkäse

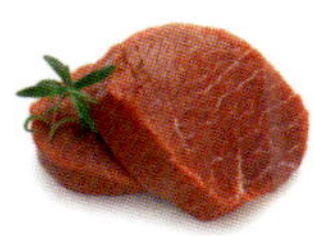

Rindfleisch

Wichtig für deine Basisernährung:

1. Kombiniere tierische und pflanzliche Eiweiße. Wenn du nur pflanzliche Eiweiße isst, dann benötigst du eine höhere Menge, da die Bioverfügbarkeit sinkt. Setze auf Sojaproteine und Nüsse, um möglichst alle Aminosäuren zu bekommen.
2. Iss zu jeder Mahlzeit eine Eiweißkomponente. So stellst du sicher, dass du zum einen ausreichend Eiweiß zu dir nimmst, aber auch, dass du gut gesättigt bist.
3. Denke vor allem nach einer Trainingseinheit an 20-40 Gramm Eiweiß. So kannst du optimal regenerieren.

Kohlenhydrate

Kohlenhydrate sind die wichtigste Energiequelle für Sportler. Dein Körper braucht Kohlenhydrate nicht nur als Energielieferanten, sie spielen auch eine wichtige Rolle für eine gesunde Verdauung. Kohlenhydrate kommen in einer Vielzahl von Lebensmitteln vor, darunter Brot, Nudeln, Reis, Kartoffeln, Obst und Gemüse. Im Allgemeinen sind komplexe Kohlenhydrate in Lebensmitteln enthalten, die Ballaststoffe enthalten, während einfache Kohlenhydrate in zuckerhaltigen Lebensmitteln wie Süßigkeiten und Kuchen zu finden sind.

Als Faustregel kannst du dir merken, dass du pro Stunde Sport eine Portion Kohlenhydrate „extra" zuführen kannst. Eine Portion entspricht dabei circa einer gefüllten Hand.

INFOBOX Kohlenhydratarten

EINFACHZUCKER:
Traubenzucker (Glukose), Fruchtzucker (Fruktose) und Schleimzucker (Galaktose)
VORKOMMEN:
Süßwaren, Traubensaft, Früchte, Honig, Birnen, Äpfel, Orangen, Milchprodukte

ZWEIFACHZUCKER:
Zucker (Saccharose), Milchzucker (Laktose), Malzzucker (Maltose)
VORKOMMEN:
Haushaltszucker, Milch und Milchprodukte, Süßwaren

MEHRFACHZUCKER:
Kombinationen aus Einfach- und/oder Zweifachzuckern
VORKOMMEN:
Hülsenfrüchte, Obst, Gemüse, Dextrine

VIELFACHZUCKER:
Komplexe Kohlenhydrate wie Stärke und Glykogen
VORKOMMEN:
Kartoffeln, Reis, Nudeln, Brot, Leber, Muskelfleisch

Für eine gesunde Ernährung wird empfohlen, mehr komplexe Kohlenhydrate als einfache Kohlenhydrate zu essen. Komplexe Kohlenhydrate werden vom Körper langsamer verdaut, was zur Regulierung des Blutzuckerspiegels beiträgt. Außerdem enthalten sie in der Regel mehr Vitamine und Mineralstoffe als einfache Kohlenhydrate.

Zu den Lebensmitteln mit einem hohen Anteil an komplexen Kohlenhydraten gehören Vollkornbrot und -nudeln, brauner Reis, Hülsenfrüchte sowie Obst und Gemüse.

KOHLENHYDRATE – LEBENSMITTEL, DIE WIR EMPFEHLEN

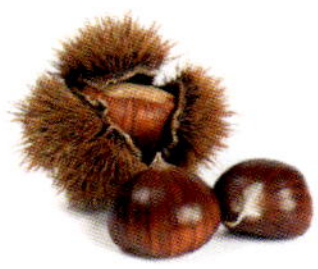
Maronen

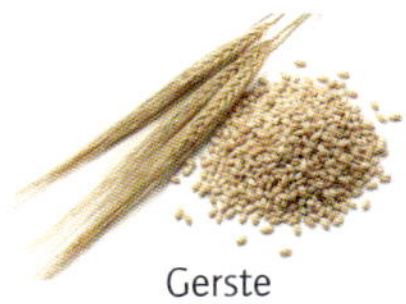
Gerste

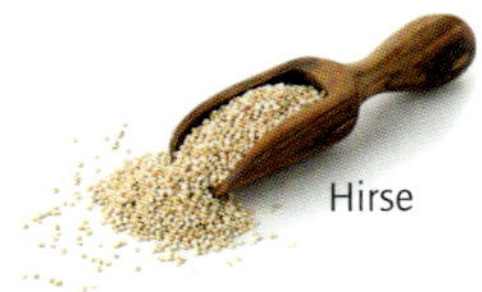
Hirse

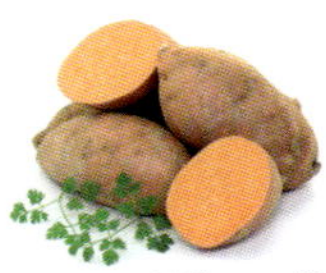
Süßkartoffeln

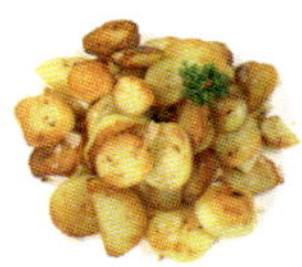
Bratkartoffeln

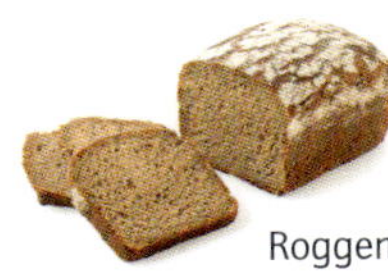
Roggenbrot

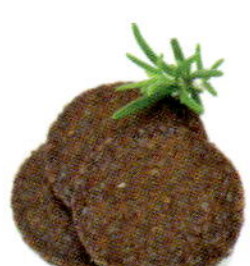
Pumpernickel

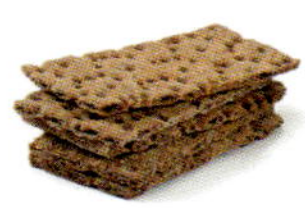
Knäckebrot

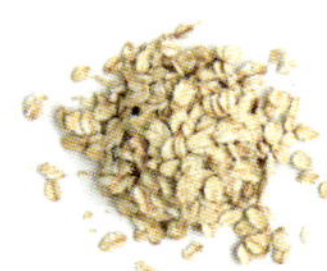
Haferflocken

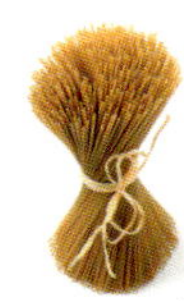
Vollkornnudeln

Wichtig für deine Basisernährung:

1. Unterscheide deine Zufuhr an Kohlenhydraten nach deinen Trainingseinheiten. Wenn du nicht trainierst, verringere die Menge und setze auf komplexe, ballaststoffreiche Kohlenhydrate.
2. Für deine Darmgesundheit ist es wichtig, auf mindestens 30 Gramm Ballaststoffe am Tag (inklusive 15 Gramm resistente Stärke) zu kommen. Nutze auch resistente Stärke und iss Kartoffeln und Nudeln öfter auch erkaltet.
3. Vor intensiven Trainingseinheiten oder Wettkämpfen setzt du auf einfache, zuckerhaltige Kohlenhydrate, um schnell an Energie zu kommen!

Fette

Fette haben einen hohen Energiegehalt. Neun Kilokalorien pro Gramm, um genau zu sein. Es gibt zwei Arten von Fetten – pflanzliche und tierische. Tierische Fette stammen aus Fisch, Fleisch, Milch und Molkereiprodukten, während pflanzliche Fette aus Ölen, Nüssen und Samen stammen.

Aber nicht alle Fette sind gleich. Sie bestehen aus Glyzerin und gesättigten, einfach ungesättigten oder mehrfach ungesättigten Fettsäuren. Die Position der Doppelbindung in der Fettsäurekette bestimmt, wie „gesättigt" sie mit Wasserstoffatomen ist – Omega-3- und -6-Fettsäuren sind mehrfach ungesättigte Fettsäuren.

AUFBAU DER FETTE

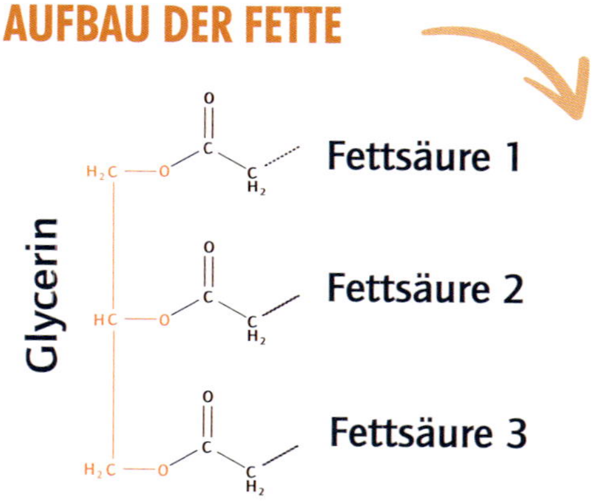

Fette sind ein wichtiger Bestandteil einer gesunden Ernährung. Sie helfen dem Körper, die festlöslichen Vitamine (EDKA) aufzunehmen, sie liefern Energie und essenzielle Fettsäuren. Für die allgemeine Gesundheit ist es wichtig, sich hauptsächlich für ungesättigte Fette zu entscheiden, wie sie in Fisch, Nüssen und Olivenöl enthalten sind.

Fisch ist eine besonders gute Quelle für mehrfach ungesättigte Omega-3-Fettsäuren. Diese reduzieren nachweislich Entzündungen und verbessern die Herzgesundheit. Nüsse sind ebenfalls eine gute Quelle für ungesättigte Fettsäuren. Sie sind reich an Nährstoffen, darunter Magnesium, Kalium und Vitamin E. Außerdem enthalten Nüsse herzgesunde, einfach ungesättigte Fettsäuren.

Olivenöl ist eine weitere gute Wahl. Es ist reich an Antioxidantien und senkt nachweislich den Cholesterinspiegel und verbessert die Herzgesundheit.

Um die volle Kraft der ungesättigten Fettsäuren zu erhalten, ist es wichtig, wie du diese verwendest.

WELCHES ÖL FÜR WELCHEN ZWECK?

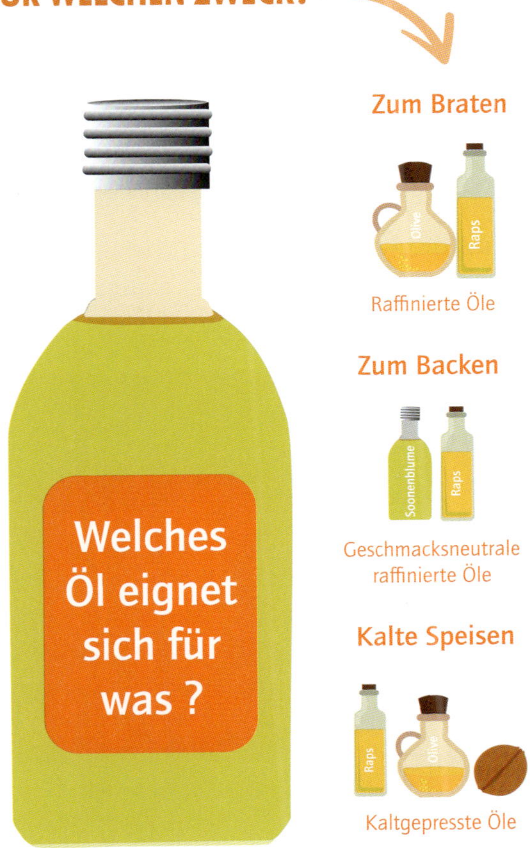
Welches Öl eignet sich für was ?
Zum Braten
Olive
Raps
Raffinierte Öle
Zum Backen
Soonenblume
Raps
Geschmacksneutrale raffinierte Öle
Kalte Speisen
Raps
Olive
Kaltgepresste Öle

Je höher der Anteil ungesättigter Fettsäuren im Öl ist, desto eher solltest du es kalt verwenden.

Kaltspeisen: Leinöl, Walnussöl, Hanföl.

Allrounder kalt und warm: Olivenöl, Rapsöl zum Braten bzw. erhitzbar bis circa 170 Grad Celsius (Öle dürfen nicht rauchen!).

Backen, stark erhitzen: Fette, die bei Raumtemperatur fest sind: Kokosfett, Ghee, Schmalz.

Wenn es um die Fettzufuhr geht, gibt es ein paar Dinge zu beachten.

1. Du solltest mageres Fleisch oder Geflügel anderen Optionen vorziehen.
2. Schränke deinen Konsum von tierischen Fetten und somit an Omega-6-Fettsäuren ein. Diese sind in rotem Fleisch, Wurst, Fertiggerichten und vielem mehr enthalten.

Bei den Omega-6-Fettsäuren ist es wichtig, ein Gleichgewicht zu finden. Diese Fettsäuren sind wichtig für unsere Gesundheit, aber ein Zuviel kann zu Entzündungen führen.

Tierische Lebensmittel sind eine wichtige Quelle für Omega-6-Fettsäuren, und Schweinefleisch, Schmalz und Leber enthalten besonders viele dieser Fette. Auch Eigelb und Thunfisch enthalten große Mengen an Omega-6-Fettsäuren. Wenn du also deine Entzündungsreaktion reduzieren willst, solltest du den Verzehr dieser Lebensmittel einschränken.

Außerdem solltest du Süßigkeiten, Snacks, frittierte und panierte Lebensmittel vermeiden. Diese Lebensmittel enthalten oft auch viele Omega-6-Fettsäuren. Achte auf den Fettgehalt von Milch, Milchprodukten und Käse.

INFOBOX Transfette

Transfette sind verarbeitete Fettsäuren, die aus ungesättigten Fettsäuren entstehen und in einigen verarbeiteten Lebensmitteln enthalten sind. Im Gegensatz zu anderen Fettarten sind Transfette nicht essenziell und können sogar das Risiko von Herzkrankheiten erhöhen. Transfette werden vermehrt in den Blutgefäßen abgelagert. Außerdem können Transfette den Cholesterinspiegel erhöhen und zu einer Gewichtszunahme beitragen. Aus diesen Gründen ist es wichtig, die Aufnahme von Transfetten zu begrenzen.

Viele Lebensmittelhersteller haben damit begonnen, Transfette aus ihren Produkten zu verbannen, aber sie sind immer noch in einigen Margarinen, Backfetten und frittierten Lebensmitteln zu finden. Achte bei der Auswahl von Lebensmitteln auf das Etikett, immer wenn dort etwas steht wie „pflanzliche Öle (gehärtet)“, „teilgehärtet“ oder „hydrogenisiertes Pflanzenfett“, sind wahrscheinlich Transfette enthalten.

Transfette können auch natürlich vorkommen, bspw. in Milchprodukten, diese natürlichen Transfette stellen für den Körper keine Probleme dar. Transfette entstehen vor allem, wenn Öle zu hoch erhitzt werden oder wenn Öle gehärtet werden. Aus diesen Gründen sind sie meist in Fast Food, Fertiggerichten, Backwaren oder Knabbereien enthalten. Verringerst du diese Lebensmittel in deinem Speiseplan, hast du meist auch automatisch weniger Transfette zu dir genommen.

Entscheide dich, wann immer möglich, für natürliche Varianten, also keine Lightprodukte, aber vielleicht auch nicht immer die Varianten mit den größten Fettmengen.

Ein guter Richtwert ist vollfette Milch mit circa 3,8 Prozent und bei Käse alles rund um 35-40 Prozent Fett i.Tr.

FETTE – LEBENSMITTEL, DIE WIR EMPFEHLEN

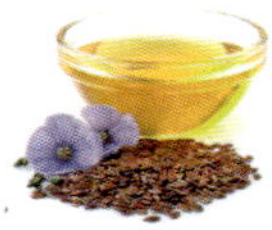
Leinöl

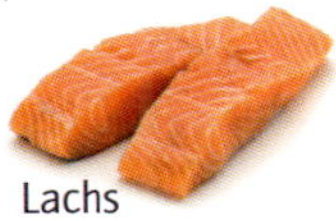
Lachs

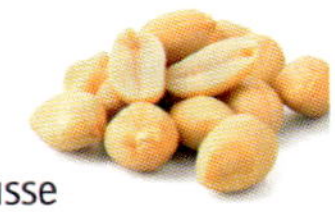
Erdnüsse

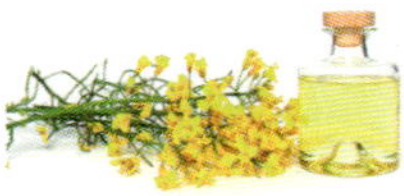
Rapsöl

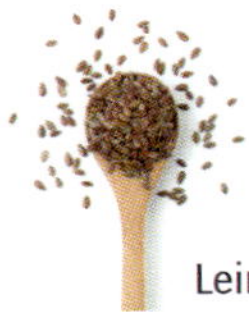
Leinsamen

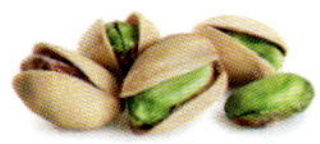
Pistazien

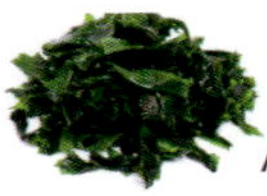
Algen

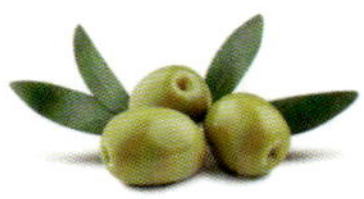
Oliven

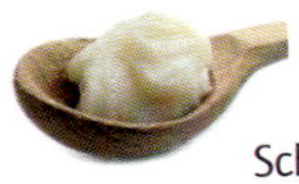
Schmalz

Wichtig für deine Basisernährung:

1. Setze auf hochwertige Fette aus Pflanzen. Iss täglich Nüsse und verwende unraffinierte Pflanzenöle. Reduziere Fleisch und Wurstwaren.
2. Erhöhe deinen Anteil an Omega-3-Fettsäuren, indem du regelmäßig Fisch isst oder auch ein hochwertiges Supplement verwendest.
3. Vermeide stark verarbeitete Fette aus Knabberartikeln und Fertiggerichten.

EXKURS: WIE ERKENNST DU EIN HOCHWERTIGES OMEGA-3-PRÄPARAT?

Vielleicht erkennst du die großen Unterschiede nicht auf den ersten Blick. Hast du dich zum Beispiel schon einmal gefragt, warum Discounter und verschiedene Amazon-Händler Omega-3-Produkte zu so niedrigen Preisen anbieten können? 365 Fischölkapseln gibt es zum Beispiel schon für 10 Euro. Das entspricht etwa 2,7 Cent pro Kapsel.

- Wie ist das möglich, wenn Fisch immer noch zu den teuren Lebensmitteln gehört?

- Sind solche Produkte gut, sicher und für jeden geeignet?

Wir haben die wichtigsten Punkte für dich zusammengefasst.

Menge an Omega-3-Fettsäuren

Viele billige Produkte haben einen Fischölgehalt von weniger als 70 Prozent in der Kapsel. Der Rest besteht meist aus Vitamin E oder Geschmacksträgern. Vitamin E dient als Antioxidans und ist wichtig, damit das Öl nicht kippt oder ranzig wird. Oxidierte Omega-3-Fettsäure kann für den gesunden, aber vor allem für den geschwächten Körper sehr schädlich sein. Um dies zu verhindern, reicht bereits ein Anteil von maximal 1-2 Prozent Vitamin E aus. Viele Hersteller verwenden es jedoch als billigen Füllstoff, um ihre Gewinne zu steigern.

- Du solltest darauf achten, dass EPA und DHA mit circa zwei Gramm enthalten sind.

Qualität des Rohstoffs

Die Qualität des Produkts beginnt schon beim Rohmaterial. Es gibt einige Fischarten, die ein gutes DHA-EPA-Gleichgewicht aufweisen. Wenn du etwas für deine Gesundheit tun willst, dann sind diese Omega-3-Fettsäuren unerlässlich. Sie sind vor allem in fettem Fisch enthalten.

Ganz vorne mit dabei sind Anchovis. Diese haben nicht nur besonders gute DHA-(Docosahexaensäure-) und EPA-(Eicosapentaensäure-)Werte, sondern sind auch viel weniger durch Schadstoffe belastet als größere Fische. Denn hier gilt: Je größer der Fisch ist, desto älter ist er und desto mehr ist er mit Mikroplastik, Schwermetallen und anderen Umweltgiften belastet.

- Achte auf Wildfang oder auch auf vegane Algenpräparate.

Geschmack

Natürlich soll es dir schmecken, aber uns schmeckt es am wenigsten, wenn wir den ganzen Tag einen Fischgeschmack im Mund haben. Daher teste dich vielleicht durch verschiedene Produkte. Meist ist auch ein Öl geschmacklich akzeptabler, weil du es in Gerichten verwenden kannst als Kapseln.

Alles auf einen Blick

QUALITÄT VON OMEGA-3 PRODUKTEN

Wildfang
für einen natürlich hohen Omega-3 Gehalt

Natürliche Herstellung
zum Schutz der Fettsäuren und der Umwelt

Angenehmer Geschmack
als Indikator eines frischen Öls

Nachhaltigkeit
für den Erhalt der Ressourcen

Reinheit
frei von Schwermetallen, PCBs und anderen Umweltstoffen

Dosierung
für einen ausreichend hohen Omega-3 Index

Nimm die Omega-3-Präparate immer zu einer Hauptmahlzeit mit einer Fettkomponente ein. So ist die Aufnahme der Fettsäuren nachweislich besser.

Obst und Gemüse

➤ Wir alle wissen, dass Obst und Gemüse gut für uns sind, aber wusstest du, dass sie mehr als nur Vitamine und Mineralstoffe liefern können?

OBST UND GEMÜSE – LEBENSMITTEL, DIE WIR EMPFEHLEN

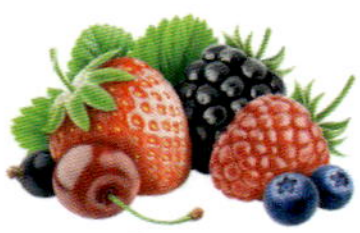
Beeren

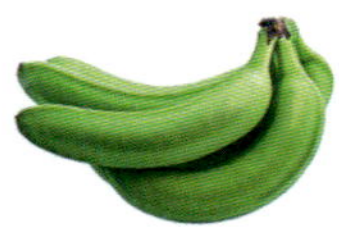
grüne Banane

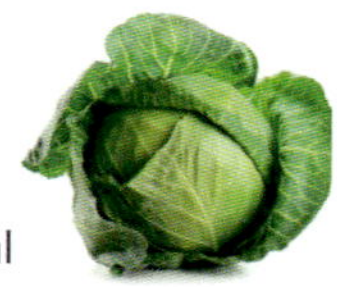
Kohl

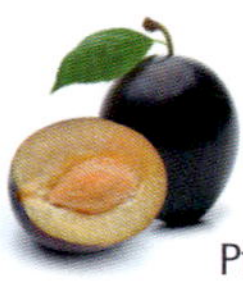
Pflaune

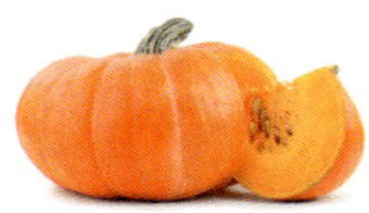
Kürbis

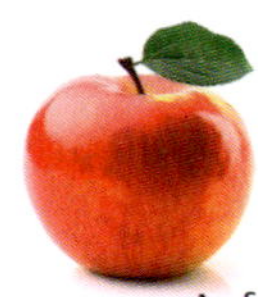
Apfel

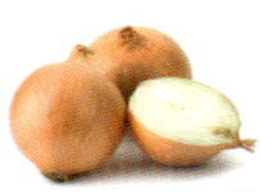
Zwiebel

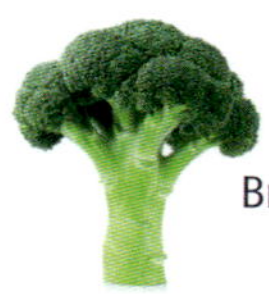
Brokkoli

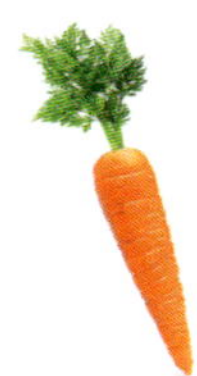
Möhre

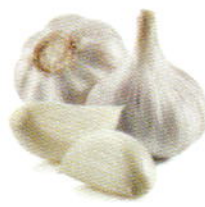
Knoblauch

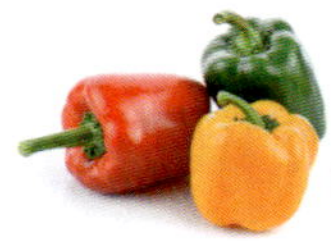
Paprika

Sekundäre Pflanzenstoffe sind die wahren Helden von Obst und Gemüse. Sekundäre Pflanzenstoffe sind Bestandteile, die von Pflanzen produziert werden und eine Reihe von gesundheitlichen Vorteilen bieten können. Dazu gehören Antioxidantien oder auch entzündungshemmende Verbindungen. Auch eine gesunde Darmmikrobiota kann gefördert werden.

Einige der bekanntesten sekundären Pflanzenstoffe sind:

Lycopin: Es kommt in Tomaten, Wassermelonen und rosa Grapefruits vor. Lycopin ist ein starkes Antioxidans, das zum Schutz vor Herzkrankheiten und Krebs beitragen kann.

Beta-Carotin: Es kommt in Karotten, Süßkartoffeln, Kürbis und grünem Blattgemüse vor. Beta-Carotin ist ein Antioxidans, das der Körper in Vitamin A umwandelt. Vitamin A ist wichtig für das Sehvermögen, die Immunfunktion und die Fortpflanzung.

Resveratrol: Es ist in Weintrauben, Heidelbeeren und Erdnüssen enthalten. Resveratrol ist eine entzündungshemmende Substanz, die zum Schutz vor Herzkrankheiten und Krebs beitragen kann.

Sulforaphan: Es kommt in Kreuzblütlern wie Brokkoli, Rosenkohl und Kohl vor. Sulforaphan ist eine krebshemmende Substanz, die auch zum Schutz des Gehirns vor altersbedingten Schäden beitragen kann.

Es ist wichtig, eine Vielzahl von Gemüsesorten und Obst zu essen, um den größten Nutzen aus diesen sekundären Pflanzenstoffen zu ziehen. Der beste Weg, dies zu erreichen, ist der Verzehr von Obst und Gemüse in leuchtenden Farben. Obst und Gemüse mit tiefroten, orangefarbenen oder gelben Farben haben in der Regel einen hohen Lycopingehalt. Dunkelgrüne Früchte und Gemüse enthalten oft viel Beta-Carotin.

Forschungsergebnisse von Bachheti deuten darauf hin, dass die sekundären Pflanzenstoffe in Obst und Gemüse sogar dazu beitragen können, das Risiko für einige chronische Krankheiten wie Herzkrankheiten und Krebs zu senken.

Wenn du also das nächste Mal zu einem gesunden Snack greifst, denke daran, dass du mehr als nur eine Dosis Vitamine und Mineralstoffe bekommst – du bekommst auch eine ganze Reihe anderer gesundheitlicher Vorteile!

Wichtig für deine Basisernährung:

1. Iss mindestens fünf Hände voll Gemüse und Obst. Das sind 400 Gramm Gemüse und 200 Gramm Obst.
2. Iss möglichst bunt. Versuche, die verschiedensten Farben auf deinen Teller zu bekommen.
3. Nutze die Kraft der Kräuter. Sie haben einen sehr hohen Anteil an sekundären Pflanzenstoffen.

Getränke

Wie jeder Sportler weiß, ist eine ausreichende Flüssigkeitszufuhr wichtig für die Leistung. Aber was genau solltest du in deiner Basisernährung trinken, und warum ist Wasser so wichtig?

Zunächst einmal ist es wichtig, zuckerhaltige Getränke wie Limonaden und reine Fruchtsäfte zu vermeiden, da sie dem Körper Wasser entziehen und so zur Dehydrierung führen können.

INFOBOX **Süßstoffe und Darm**

Vermeide, so gut du kannst, Süßstoffe in Getränken und Lebensmitteln!

Untersuchungen von Del Pozo zeigten, dass die Süßstoffe die Bakterienzusammensetzung veränderten. Es kam zu einer Zunahme von Bakterien, die Kohlenhydrate abbauen. Dies könnte zu einer verstärkten Aufnahme von Zucker durch den Darm führen. Welche weiteren Auswirkungen Süßstoffe auf das Mikrobiom haben, wird weiter untersucht.

Bleibe stattdessen bei Wasser oder zuckerarmen Sportgetränken. Wasser ist wichtig für den Transport von Nährstoffen zu den Muskeln und für den Abtransport von Abfallstoffen aus dem Körper. Generell ist es am besten, über den Tag verteilt immer wieder kleine Mengen Flüssigkeit zu trinken, anstatt große Mengen auf einmal zu trinken.

Die Menge an Flüssigkeit hängt von deiner persönlichen Konstitution ab, ein guter Richtwert sind circa zwei Liter pro Tag oder circa 30-40 Milliliter pro Kilogramm Körpergewicht.

Merke: Zuckerhaltige Getränke sollten in der Basisernährung gemieden werden und nur „um" und beim Sport gezielt eingesetzt werden.

Unsere Trinktipps rund ums Training

An dieser Stelle muss zunächst gesagt werden, dass pauschale Aussagen zu den Trinkmengen schwierig sind, da individuelle Schweißraten sowie äußere Bedingungen wie Temperatur und auch die Trainingsintensität und -dauer großen Einfluss auf den Flüssigkeitsbedarf haben. Ein guter Indikator ist daher die Urinfarbe.

Davor

Es ist wichtig, dass du vor dem Training die richtige Menge an Flüssigkeit zu dir nimmst, nicht zu viel und nicht zu wenig. Du solltest versuchen, etwa 2-4 Stunden vor dem Training den Großteil zu trinken, 5-10 Milliliter Flüssigkeit pro Kilogramm Körpergewicht. Das sind etwa 350-700 Milliliter für eine Person, die 70 Kilogramm wiegt. In der letzten Stunde vor dem Sport, kann es helfen noch einmal 250-500 Milliliter zu trinken.

Währenddessen

Der Hauptzweck der Flüssigkeitszufuhr beim Sport besteht darin, Dehydrierung und Elektrolytschwankungen zu vermeiden. Wenn du nicht länger als 60 Minuten aktiv bist, brauchst du nichts zu trinken. Voraussetzung ist, dass du ausreichend hydriert bist und nach dem Training gleich etwas trinkst.

INFOBOX So kannst du feststellen, ob du genug getrunken hast

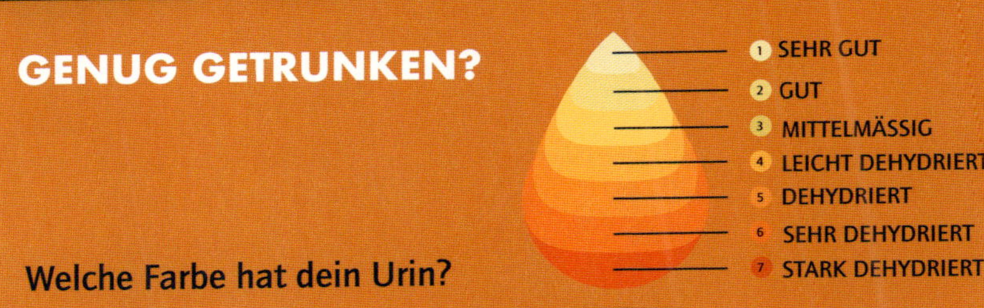
GENUG GETRUNKEN?
Welche Farbe hat dein Urin?
1 SEHR GUT
2 GUT
3 MITTELMÄSSIG
4 LEICHT DEHYDRIERT
5 DEHYDRIERT
6 SEHR DEHYDRIERT
7 STARK DEHYDRIERT

Die Farbe deines Urins verrät dir, wie hydriert du bist. Je heller er ist, desto besser! Der Bereich 1-3 ist die wünschenswerte Farbe des Urins. Im Trainingsalltag gilt: Je heller, desto besser, also achte darauf, dass du nicht nur öfter trinkst, sondern auch während des Trainings ausreichend Wasser zu dir nimmst.

Wenn du länger als 90 Minuten aktiv sein willst, musst du etwas trinken und zusätzlich sollten deine Getränke Kohlenhydrate enthalten. Idealerweise nimmst du jede Stunde 30-60 Gramm zu dir. Ab einer geplanten Trainingsdauer von vier Stunden sollten es eher 90 Gramm sein.

Wenn du sehr viel schwitzt, eine hohe Schweißrate hast (mehr als 1,2 Liter Schweiß pro Stunde), solltest du 1-2 Gramm Kochsalz (400-1.100 Milligramm Natrium) dem Wasser zufügen. Die meisten Sportler kommen mit 400-800 Milliliter Flüssigkeit pro Stunde in Portionen von circa 200 Milliliter gut zurecht.

Danach

Das Flüssigkeits- und Elektrolytgleichgewicht des Körpers muss wiederhergestellt werden, bevor das nächste Training stattfinden kann. Je nachdem, wann dieses stattfindet, muss es jetzt recht zügig gehen. Dies hängt auch davon ab, wie viel Flüssigkeit verloren wurde und wie schnell das Defizit behoben werden muss. Wenn innerhalb von 24 Stunden kein neues Training stattfindet, kann der Körper durch normale Mahlzeiten, Snacks und Getränke rehydrieren.

Idealerweise trinkst du Mineralwasser oder ungesüßte Tees. Willst du schnell rehydrieren und hast du mehr als fünf Prozent auszugleichen, dann musst du 125-150 Prozent des Verlustes „nachtrinken".

GETRÄNKE – LEBENSMITTEL, DIE WIR EMPFEHLEN

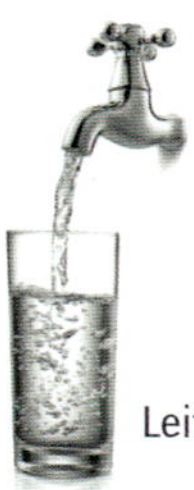
Leitungswasser

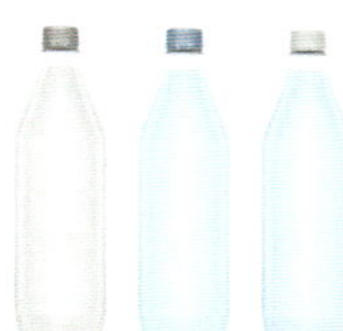
Mineralwasser

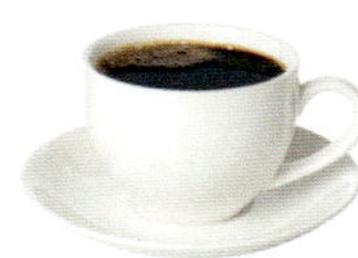
Kaffee

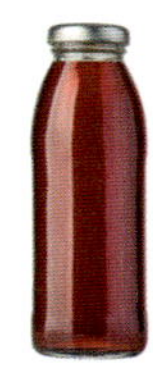
Kirschsaft

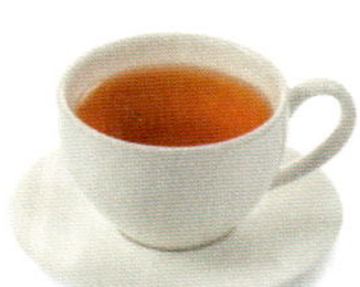
Tee

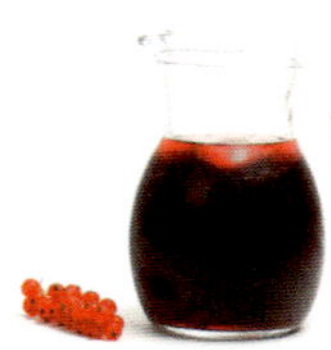
Johannisbeersaft

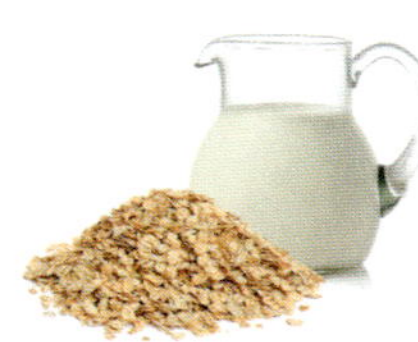
Haferdrink

Wichtig für deine Basisernährung:

1. Verteile deine Trinkmenge über den gesamten Tag. Große Mengen an Wasser machen dir sonst Probleme im Magen oder Darm.
2. Neben Wasser sind alle kalorienfreien Getränke, wie Tees oder **Infused Water** (Wasser, mit Kräutern, Obst, Gemüse oder Gewürzen aromatisiert) ideal für dich.
3. Und was ist mit Kaffee? Na klar! Darfst du. Zur Flüssigkeit zählt er nur ohne Milch und Zucker.

SO PEPPST DU DEIN WASSER AUF

Dir ist Wasser zu langweilig? Dann peppe es mit Gewürzen, Kräutern oder Obst und Gemüse auf. So schaffst du deine Trinkmenge.

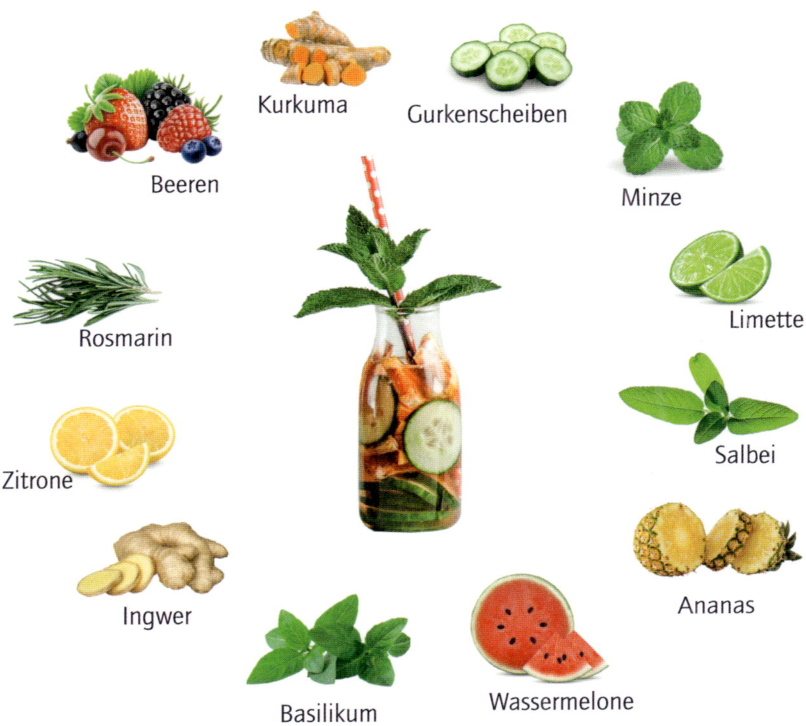

Dein Wasser, so wie du gerade Lust darauf hast. Normales Leitungswasser wird mit Beeren, Kräutern oder anderen Gewürzen zu einem „infused Water", das sich prima in größeren Mengen trinken läßt.

INFOBOX

Kaffee scheint auch gut für die Darmdiversität zu sein, wie Forscher um Tigchelaar der Universität Groningen (Niederlande) herausfanden. Die Forscher analysierten Stuhlproben von 1.135 Teilnehmern an der *Lifelines*-**DEEP-Studie**.

Sie fanden heraus, dass Kaffeetrinker eine vielfältigere Darmflora hatten. Und für die Gesundheit ist es umso besser, je größer die Vielfalt der Bakterien ist.

ZUSAMMENGEFASST IST DAS DEIN TELLER FÜR DIE BASISERNÄHRUNG

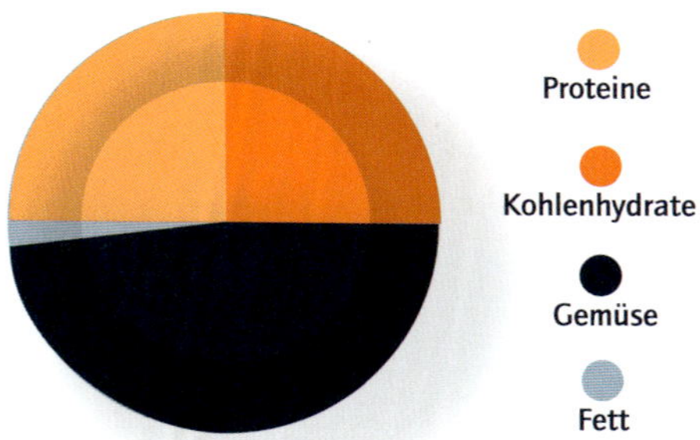

Ruhetag/Entlastungstag bis max. 1h lockeres Training: Kohlenhydratereduzierte Mahlzeit (z.B. letzte Hauptmahlzeit 2-3h vor extensiver Trainingseinheit/Fettstoffwechseltraining), pro Stunde Sport kann eine Extraportion Kohlenhydrate hinzugefügt werden

Nicht nur das, was du isst, ist wichtig für deine Darmgesundheit, sondern auch das Wie und Wann. Daher haben wir hier für dich wichtige Regeln zusammengefasst, wie du ab sofort dein Essen gestalten solltest.

ESSREGELN FÜR DEINEN DARM

Gut gekaut ist halb verdaut oder genieße dein Essen ganz bewusst

Beim bewussten Essen geht es darum, deine Mahlzeit richtig zu genießen. Die wichtigsten Faktoren für bewussten Genuss sind gründliches und langsames Kauen, damit du jeden Bissen richtig genießen kannst. Gutes Kauen ist für deine Darmgesundheit wichtig, denn so schluckst du weniger Luft, was Aufstoßen und Blähungen minimiert und du arbeitest für den Darm schon einmal vor.

Durch gutes Kauen wird dein Essen schon im Mund gründlich zerkleinert, durch Enzyme gut gespalten und gelangt dann häppchenweise in den Magen. Außerdem hilft es, satt zu werden, denn unser Gehirn merkt, wenn wir bereits satt sind, bevor wir ein Gericht zu Ende gegessen haben!

Das ist mein Essplatz, ich esse nur noch hier

Damit diese neue Essensroutine für dich funktioniert, ist es wichtig, dass dein eigener Essplatz der Esstisch wird. Als Kinder lernen wir: Mahlzeiten werden nur am Esstisch gegessen; aber als Erwachsene haben einige von uns vielleicht andere Gewohnheiten – sie essen im Stehen, wenn sie es eilig haben (oder noch schlimmer . . . auf dem Sofa vor dem Fernseher).

Häufige Ortswechsel beeinträchtigen unsere Achtsamkeit – was bedeutet, dass wir schneller essen und vergessen, was wir gegessen haben, während wir von anderen Gedanken abgelenkt sind! Finde heraus, wo dein perfekter Essplatz ist und iss ab sofort nur noch da.

Und da schließt sich direkt die nächste Regel für dich an:

Wenn ich esse, esse ich ohne Ablenkung

Manchmal werden wir durch die vielen Dinge, die im Leben passieren, so abgelenkt, dass es schwer ist, sich beim Essen zu konzentrieren. In den letzten Jahren schenken immer mehr Menschen ihren Mahlzeiten immer weniger Aufmerksamkeit. Sie essen die Mahlzeiten und beschäftigen sich mit anderen Aktivitäten (Zeitung lesen, Smartphone schauen, Streamen, Radio hören usw.).

Die Ablenkung beim Essen lässt den Geschmack des Essens fade wirken, obwohl die Speisen immer süßer, salziger und fettiger werden. Mehr Ablenkung beim Essen führt also zu weniger Geschmackserlebnis und der Mensch isst automatisch mehr und schneller, als notwendig. Diese Entwicklung schadet deinem Darm. Je schneller wir essen, desto schlechter kauen wir und desto schwerer machen wir es unserem Darm. Zudem geht häufig das Gefühl „satt" verloren und es wird über den Hunger hinaus mehr gegessen, als nötig wäre.

Finde für dich heraus, wie du dich beim Essen ablenken lässt und fange einfach wieder an, dein Essen zu genießen.

Und wie wir schon gesagt haben, spielt nicht nur das Was und Wie eine Rolle, sondern auch das Wann. Daher lege dich fest!

Das tut mir gut, ich esse jetzt 3-5 Mahlzeiten am Tag

Bei dieser Regel für dich dreht sich alles um die Mahlzeitenstruktur. Eine auf den persönlichen Tagesablauf abgestimmte Mahlzeitenstruktur unterstützt die Bedürfnisse des eigenen Körpers. Das ist für dich ganz individuell und wahrscheinlich auch anders als bei anderen.

Checkliste Essregeln, eingehalten für eine Woche

Regel	Montag	Dienstag	Mittwoch	Donnerstag	Freitag	Samstag	Sonntag
Gut gekaut ist halb verdaut							
Mein Essplatz							
Ich esse ohne Ablenkung							
Ich esse 3-5 Mahlzeiten							
Ich esse jetzt regelmäßig							

- Für dich reicht vielleicht das Essen von drei Hauptmahlzeiten?
- Oder brauchst du morgens einen zusätzlichen Snack oder kannst ganz auf das Frühstück verzichten?

Finde es heraus und plane dein Essen ganz konkret als Strukturgeber in deinen Tag ein. Vergiss dabei nicht, auch die Mahlzeiten rund um dein Training zu planen. Je strukturierter du isst, desto besser kann sich dein Körper darauf einstellen.

Ich esse jetzt regelmäßig

Die Regelmäßigkeit dreht sich vor allem um die Esspausen. In den Esspausen gibst du deinem Körper Gelegenheit, die bei der letzten Mahlzeit erhaltenen Ernährungsbausteine wie Eiweiß, Fett oder die Kohlenhydrate effektiver zu verwerten. Dies kurbelt nicht nur den Stoffwechsel an, sondern hilft auch für eine optimale Regeneration deiner Zellen.

Du kannst selbst bestimmen, wie lang deine Esspause zwischen den Mahlzeiten ist. Bei drei Mahlzeiten ist eine Esspause von 4-5 Stunden zwischen den Mahlzeiten sinnvoll. Bei 4-5 Mahlzeiten am Tag hältst du eine Esspause von 2-3 Stunden zwischen den Mahlzeiten ein.

Stimme die Mahlzeiten und Pausen gut auf dein Training ab, sodass du hier optimal versorgt startest, aber auch nicht mit vollem Bauch trainierst.

SO GESTALTEST DU DEIN ESSEN DARMGESUND

30 pflanzliche Lebensmittel pro Woche

Die *American-Gut*-Studie von McDonald und anderen Wissenschaftlern zeigt, dass der Verzehr von mindestens 30 verschiedenen pflanzlichen Lebensmitteln pro Woche deine Darmgesundheit verbessern kann.

Die Studie hat einen Zusammenhang zwischen einem erhöhten Verzehr pflanzlicher Lebensmittel und der Vielfalt an Darmbakterien gefunden. Baue also abwechslungsreich pflanzliche Lebensmittel in deinen Alltag ein. Unsere Checkliste hilft dir dabei.

Diese findest du als Download auf *www.darmgesundimsport.de*.

Damit dir das gelingt, kannst du jeden Tag auf ausreichend Ballaststoffe achten. Wenn du die Menge von empfohlenen 30 Gramm schaffst, hast du schon viele pflanzliche Lebensmittel integriert.

30 Gramm Ballaststoffe jeden Tag

Es gibt viele Möglichkeiten, 30 Gramm Ballaststoffe in deinen Tagesablauf einzubauen. Du kannst eine Vielzahl von ballaststoffreichen Lebensmitteln essen oder ein Ballaststoffpräparat einnehmen. Hier sind einige Tipps für mehr Ballaststoffe in deiner Ernährung:

1. Iss ein ballaststoffreiches Frühstück. Ein Frühstück aus Haferflocken, Obst und Joghurt kann etwa 10 Gramm Ballaststoffe liefern.
2. Füge Bohnen oder andere Hülsenfrüchte zu deinem Mittag- oder Abendessen hinzu. Hülsenfrüchte sind eine gute Quelle für lösliche und unlösliche Ballaststoffe.
3. Nasche ballaststoffreiche Lebensmittel wie Nüsse, Samen, Gemüse und Obst.

Trinke viel Wasser zu deinen Mahlzeiten, sodass die Ballaststoffe ihre Wirkung optimal entfalten können.

SO KOMMST DU GANZ LEICHT AUF 30 G BALLASTSTOFFE

Beispielhafter Tagesablauf

Frühstück:		**Snack:**	
50g Haferflocken	5,0	1 Apfel	2,0
50g Heidelbeeren	2,5	20g Walnüsse	1,2

Mittagessen:		**Abendessen:**	
2 Sch. Vollkornbrot	10,0	50g Quinoa	3,3
1 Paprika	4,0	100g Brokkoli	3,0

SUMME: 31g Ballaststoffe

Gerade für den Darm sind lösliche Ballaststoffe wichtig, daher achte vor allem auf diese Lebensmittel.

WASSERLÖSLICHE BALLASTSTOFFE

BALLASTSTOFFE	ENTHALTEN IN
Beta Glucan	Haferkleie, Hafer & Gerste
Guar	Guarkernmehl, Guarbohne
Inulin	Artischocke, Topinambur, Chicorée
Pektin	Leinsamen, Obstschalen und Gemüse
Psyllium	Flohsamen & Flohsamenschalen

Wie wir in unserem Theorieteil schon beschrieben haben, ist die resistente Stärke ein toller Lieferant für präbiotische Ballaststoffe. Achte also vor allem auf die Menge an resistenter Stärke.

15 Gramm resistente Stärke jeden Tag

Gute Resistente-Stärke-Lieferanten sind:

- grüne Bananen,
- Kartoffelstärkemehl (für Gnocchi, Schupfnudeln, Knödel),
- Haferflocken,
- weiße Canellini-Bohnen, frisch gekocht oder aus der Konserve,

- Pumpernickel,
- Linsen, gekocht oder aus der Konserve,
- gekochte und abgekühlte Kartoffeln,
- Kichererbsen, gekocht oder Konserve,
- gekochte und abgekühlte Nudeln und
- gekochte Gerstengraupe.

DA IST RESISTENTE STÄRKE DRIN

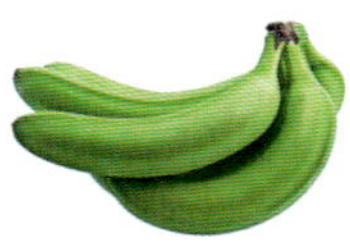

4,7 g
1 BANANE
nicht ganz reif

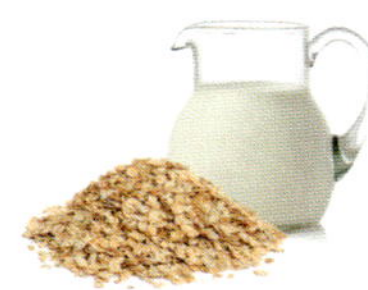

4,4 g
50 g
HAFERFLOCKEN

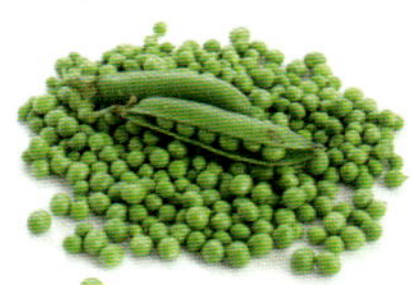

4 g
100g
TK-ERBSEN
gekocht

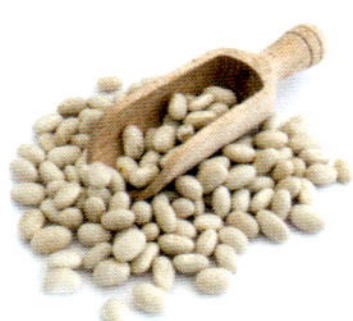

3,7 g
100 g
WEIßE BOHNEN
gekocht

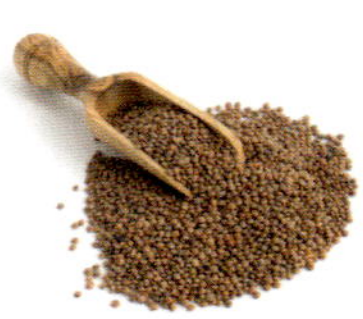

2,5 g
100 g LINSEN
gekocht

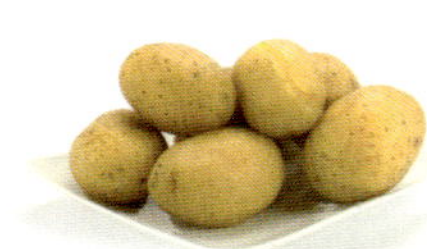

2,4 g
3 PELLKARTOFFELN
abgekühlt

empfehlenswerte Menge: 15 g am Tag

MAHLZEITEN-TAGESPLAN MIT 15 GRAMM RESISTENTER STÄRKE

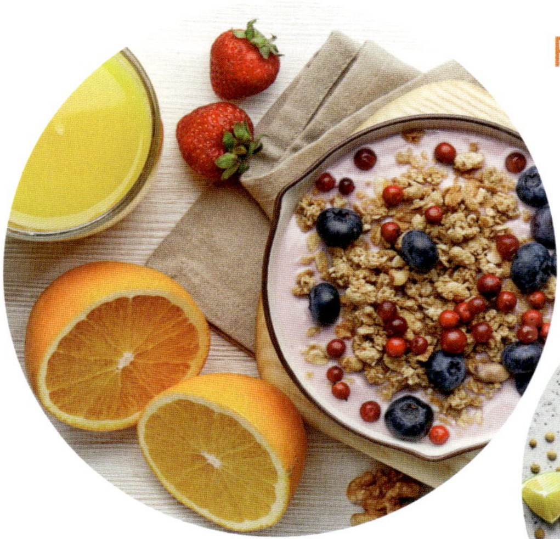

Frühstück

1 Banane mit Quark und Nüssen
circa 5 g resistente Stärke

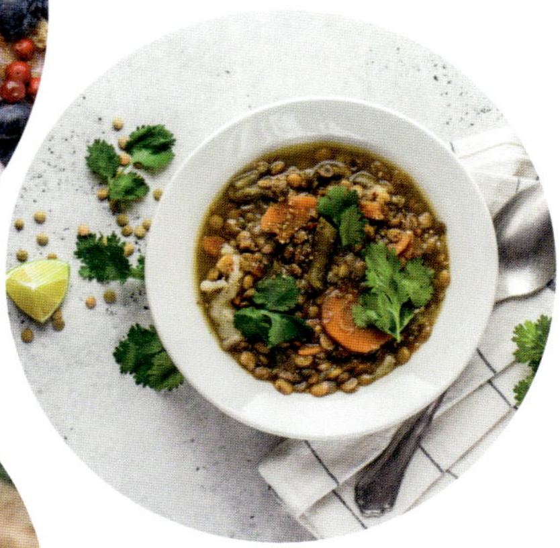

Mittagessen

1/2 Tasse gekochte Linsen
3 abgekühlte und wieder erwärmte Pellkartoffeln
circa 5 g resistente Stärke

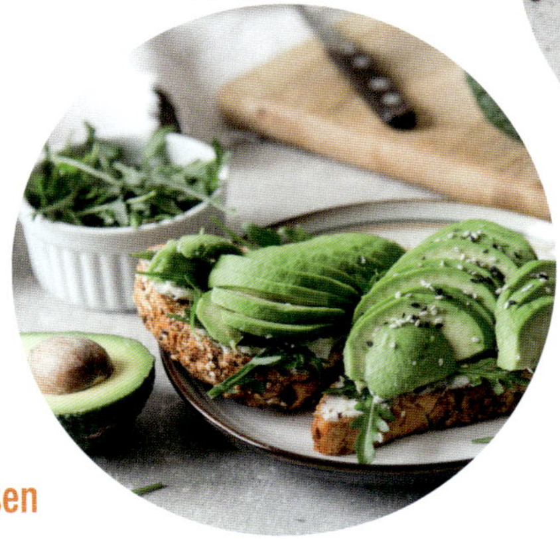

Abendessen

2 Scheiben Pumpernickel
circa 5 g resistente Stärke

So erhöhst du den Anteil an resistenter Stärke

Es gibt viele Faktoren, die den Gehalt an resistenter Stärke in einem Lebensmittel beeinflussen. Einige Faktoren, die dazu führen, dass ein Lebensmittel mehr resistente Stärke enthält, sind folgende:

- Verschiedene Garmethoden, wie z. B. das Dämpfen, erhöhen den Anteil an resistenter Stärke.
- Auch die Lagerung bei niedrigen Temperaturen fördert ihre Bildung. Wenn ein Lebensmittel beispielsweise bei nur vier Grad Celsius gelagert wird, steigt sein Gehalt an resistenter Stärke um vier Prozent. Stelle gekochte Kartoffeln und Nudeln kühl!
- Eine längere Lagerung oder Reifung kann den gegenteiligen Effekt haben und zu einer Abnahme des Gehalts an resistenter Stärke führen. Zum Beispiel haben Bananen, die lange gelagert wurden, weniger resistente Stärke als frisch gepflückte. Iss lieber Bananen, die nicht ganz reif sind.
- Wenn Kartoffeln gekocht und dann abgekühlt werden, ist die Kartoffel verdauungsresistent, das heißt, sie enthält mehr resistente Stärke. Das Gleiche gilt auch für Nudeln. Also besser öfter mal zum Nudelsalat greifen, natürlich nicht in Öl oder Mayonnaise ertränkt!

Das Wichtigste bei der Entstehung der resistenten Stärke: Sie bleibt vorhanden, wenn sie einmal gebildet ist. Das heißt für dich: Die kalte Kartoffel oder kalte Nudel kannst du gerne noch einmal erwärmen und als Bratkartoffeln oder gebratene Nudeln essen.

EINE PORTION PROBIOTIKA JEDEN TAG

Wähle aus den probiotischen Lebensmitteln mindestens einmal am Tag eines aus.

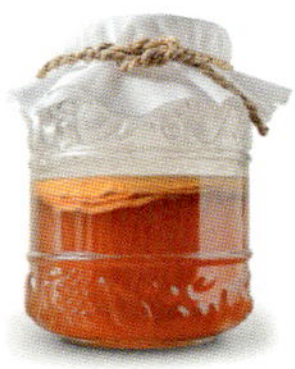
Kombucha

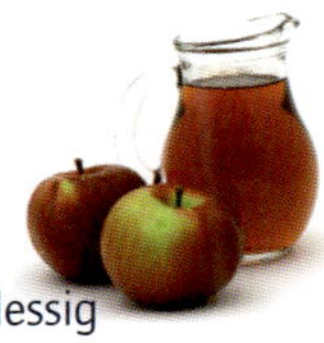
Apfelessig

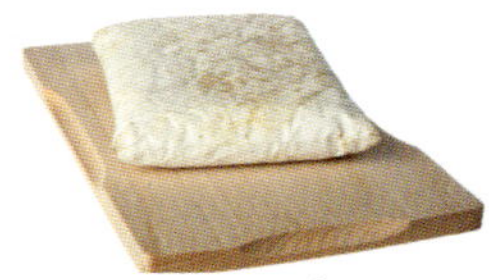
Tempeh

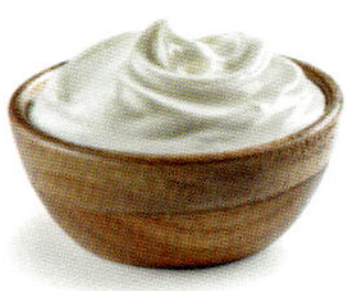
Joghurt

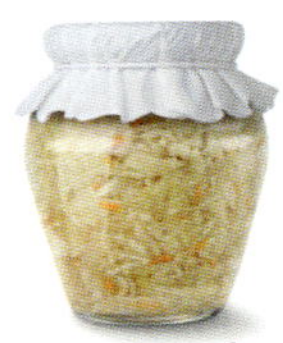
Sauerkraut

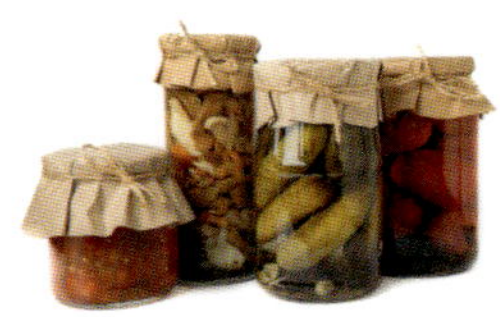
Fermentiertes Gemüse

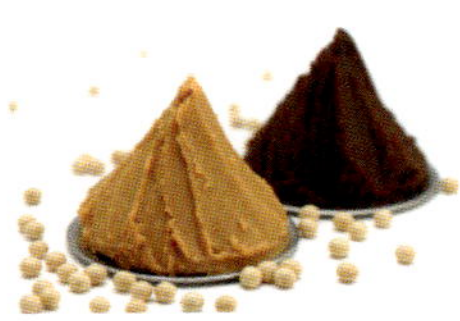
Miso

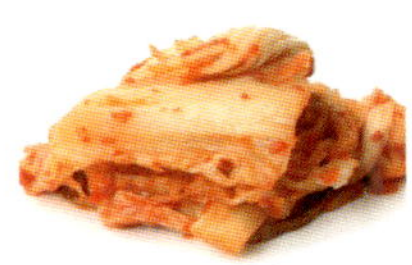
Kimchi

Eine Portion Omega-3-Fettsäuren jeden Tag

Wähle aus den Lebensmitteln mit Omega-3-Fettsäuren jeden Tag mindestens eines aus. Denke aber immer daran, dass pflanzliche Omega-3-Lieferanten meist zu wenig in DHA und EPA umgewandelt werden.

DURCHSCHNITTLICHER GEHALT AN OMEGA-3 FETTSÄUREN PRO 100 G

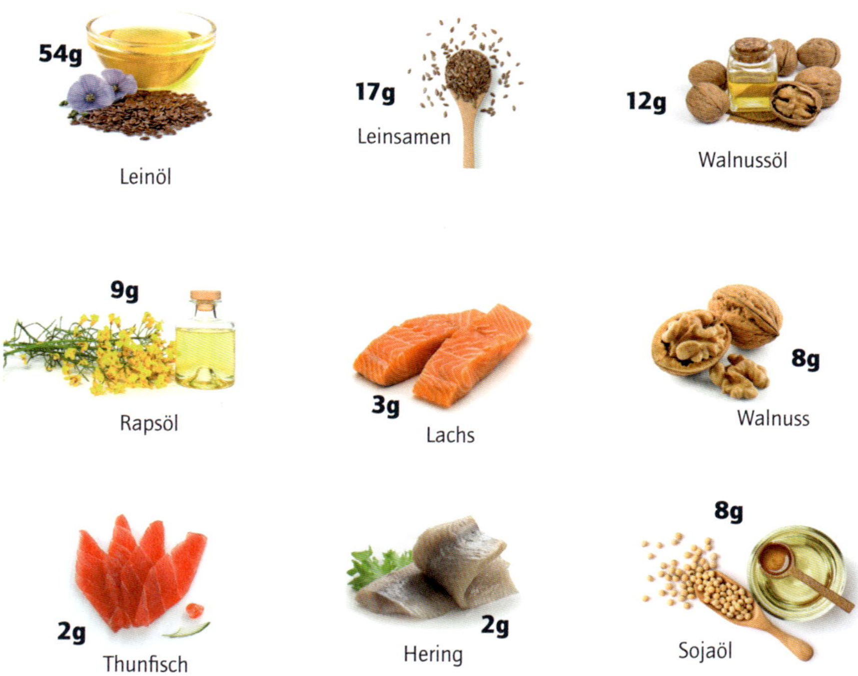
54g
Leinöl
17g
Leinsamen
12g
Walnussöl
9g
Rapsöl
3g
Lachs
8g
Walnuss
2g
Thunfisch
2g
Hering
8g
Sojaöl

SO GESTALTEST DU DEINEN TAG

So kann dein perfekter darmgesunder Tag aussehen!

DEIN DARMGESUNDER TAG

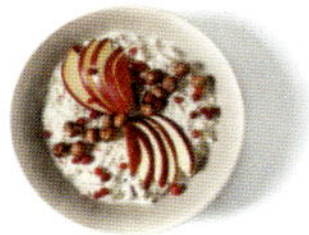

Frühstück:
fermentierte Overnight Oats mit Kefir oder Joghurt und Beeren, on top etwas Leinöl oder Algenöl

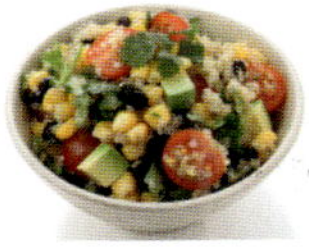

Mittagessen:
Eine Bowl mit Quinoa, Bohnen, Gemüse und Käse

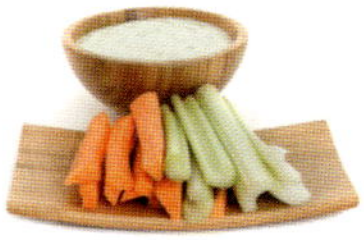

Zwischendurch:
Gemüsesticks (muss nicht nur Karotte sein) mit einem Dip

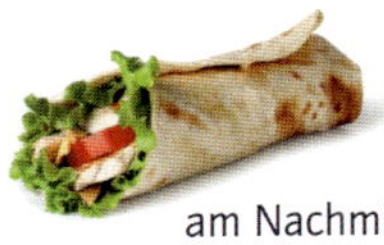

am Nachmittag:
Wrap mit Hummus, Kimchi und Hühnchen

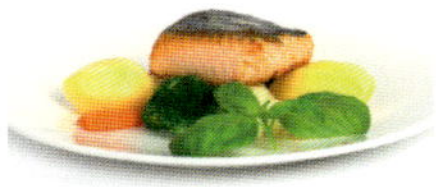

Abends:
Lachs mit Bratkartoffeln (abgekühlt) auf Spinat

VIP: EVI SACHENBACHER-STEHLE

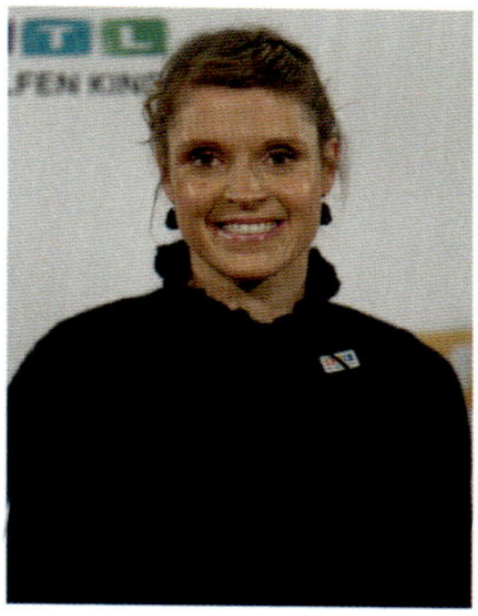

„Es war und ist für mich auch immer noch das beste Frühstück: ein warmer Haferbrei. Vor dem Wettkampf mit Wasser gekocht und mit Beeren, Fruchtpürees oder einem kleinen bisschen Joghurt verfeinert. Dieses Frühstück esse ich immer noch fast täglich, da es meinem Darm einfach guttut, die löslichen Ballaststoffe sind wichtige Nahrung für unsere ‚guten' Darmbakterien und es lässt sich täglich unterschiedlich zubereiten. Unser Lieblingsfrühstück ist mit Milch/Pflanzendrink gekochte Haferflocken und Leinsamen, dazu kommt eine zerdrückte Banane und ein großer Esslöffel Nussmus. Meine Kinder lieben das übrigens auch."

SO GEHT ES RUND BEIM TRAINING UND IM WETTKAMPF

Rund ums Training ist es wichtig, dass du deine Basisernährung anpasst. Wir haben dir dazu die wichtigsten Punkte zusammengefasst.

Vor dem Training/Wettkampf

Wichtig ist es, dass du hydriert und „geladen" ins Training oder den Wettkampf startest, das bedeutet, deine Planung geht schon mindestens 24-48 Stunden vor einem intensiven Training oder einem Wettkampf los. Wenn wir hier von Wettkampf sprechen, dann meinen wir auch immer intensive Trainingseinheiten, die mit mindestens 90 Minuten geplant sind. Also auch die lange intensive Radtour oder das Wanderwochenende mit Freunden.

Kohlenhydrate laden

Jeder, der schon einmal einen Marathon gelaufen ist, weiß, dass Carboloading (Kohlenhydratladen) ein wichtiger Teil der Wettkampfvorbereitung ist. Indem du in den letzten beiden Tagen vor dem großen Rennen viele Kohlenhydrate zu dir nimmst, kannst du sicherstellen, dass dein Körper genug Energie hat, um die 42 Kilometer zu bewältigen.

- Aber was genau ist Carboloading und wie funktioniert es?

Beim Carboloading wird die Kohlenhydratzufuhr in den Tagen vor einem Ausdauerwettkampf erhöht. Die zusätzlichen Kohlenhydrate werden in den Muskeln als Glykogen gespeichert, das dann während des Trainings als Energiequelle genutzt werden kann.

Obwohl man früher glaubte, dass Carboloading für Langstreckenwettkämpfe notwendig sei, sind viele Experten heute der Meinung, dass es für Läufer, die sich bereits kohlenhydratreich ernähren, nicht notwendig ist. Für Läufer, die versuchen, ihre Glykogenspeicher aufzustocken, oder die ihre Kohlenhydratzufuhr während des Trainings reduzieren, kann Carboloading jedoch immer noch hilfreich sein.

Wenn du dich auf einen Marathon vorbereitest, solltest du ein paar Dinge beachten.

1. Übertreibe es nicht – du musst deine Kohlenhydratzufuhr nicht verdoppeln oder verdreifachen. Ziele einfach auf 50-100 Gramm zusätzliche Kohlenhydrate pro Tag (orientiere dich an unserem Stufenplan **Training the Gut**).

2. Du solltest dich nicht nur auf komplexe Kohlenhydrate wie Vollkornprodukte, Obst und Gemüse konzentrieren, sondern auch auf Einfachzucker, wie Reiswaffeln, Fruchtpürees oder Ähnliches.

3. Schließlich solltest du darauf achten, dass du viel Wasser trinkst – das hilft deinem Körper, die zusätzlichen Kohlenhydrate aufzunehmen.

Direkt am Trainings- oder Wettkampftag solltest du keine oder kaum Ballaststoffe essen. Das führt meist zu Problemen und es verhindert die schnelle Energiezufuhr.

Du solltest etwa 3-4 Stunden vor dem Start frühstücken. Das beste Frühstück besteht aus leicht verdaulichen Kohlenhydraten und einer fettarmen Eiweißquelle, z. B. Toast mit Hüttenkäse/Quark und Marmelade/Honig. Wenn du es gewohnt bist, kannst du auch 1-2 Tassen Kaffee trinken, um den pushenden Effekt von Koffein mitzunehmen.

In den Stunden vor dem Start solltest du 500-1.000 Milliliter Flüssigkeit mit 30-60 Gramm Kohlenhydraten trinken, um den Blutzuckerspiegel zu stabilisieren. 10-15 Minuten vor dem Start des Rennens trinkst du dann ein Sportgetränk (Sirupgetränk) oder nimmst ein Gel zu dir.

Währenddessen

Während des Trainings und dem Wettkampf ist vor allem die Versorgung mit Flüssigkeit, Elektrolyten und Energie am wichtigsten. Wir empfehlen dir, das mit deinem Sportgetränk zu lösen.

Dein Sportgetränk - ein Liter - sollte enthalten:

- circa 60 Gramm Kohlenhydrate und
- circa 0,75-1 Gramm Salz.

Danach

Nach dem Training und dem Wettkampf ist die schnelle Regeneration dein Ziel.
Diese Prinzipien solltest du jetzt umsetzen:

Refuel

Das Auffüllen der Speicher erfolgt in drei Schritten:

1. Auffüllen der Kohlenhydratspeicher innerhalb der ersten 60 Minuten nach dem Training/Wettkampf, wenn weniger als acht Stunden bis zur nächsten Trainingseinheit Zeit ist.
2. Ein Gramm Kohlenhydrate pro Kilogramm Körpergewicht (maximal 100 Gramm pro Stunde); hoher glykämischer Index mit Eiweißkomponente im Verhältnis 3:1-1:1.
3. Je nach Trainingsumfang 5-12 Gramm Kohlenhydrate pro Kilogramm Körpergewicht/Tag.

Rehydrate

Nach dem Training trinken, es muss circa ein anderthalbfacher Gewichtsverlust ausgeglichen werden.

Rebuild

Die Muskelproteinsynthese anregen mit circa 20-40 Gramm Eiweiß in den ersten 60 Minuten nach dem Training/Wettkampf.

PROTIPP

Verschiedene Kohlenhydrate für die Verpflegung ohne Darmprobleme

Hochmolekulare Maisstärke

Hochmolekulare Maisstärke ist eine Art von Maisstärke, die behandelt wurde, um ihre Viskosität zu erhöhen. Dadurch ist sie erst einmal ideal für den Einsatz in Lebensmitteln und in industriellen Anwendungen, bei denen ein Verdickungsmittel benötigt wird.

Hochmolekulare Maisstärke wird durch die Behandlung von Maisstärke mit Enzymen oder Chemikalien hergestellt. Durch diesen Prozess werden die langen Ketten der Glukosemoleküle in kürzere Ketten aufgespalten, was zu einer höheren Viskosität führt. Das Endprodukt ist ein weißes Pulver, das in Wasser löslich ist und eine Vielzahl von Verwendungsmöglichkeiten hat.

Hochmolekulare Maisstärke ist eine Art von Kohlenhydraten, die vom Körper nur langsam abgebaut wird, was sie zu einer beliebten Wahl für Sportler macht, die einen anhaltenden Energieschub suchen. Im Gegensatz zu Einfachzuckern, die schnell absorbiert werden und zu einem Insulinschub führen können, setzt hochmolekulare Maisstärke die Energie gleichmäßiger frei. Das macht sie zur idealen Wahl für Langstreckenläufer oder andere Sportler, die ihr Energieniveau über einen längeren Zeitraum aufrechterhalten müssen.

Da sie langsam verstoffwechselt wird, verursacht hochmolekulare Maisstärke außerdem seltener Magen-Darm-Beschwerden als andere Kohlenhydratarten. Daher ist sie eine beliebte Wahl für Sportler, die ihre Leistung optimieren wollen.

Ribose

Wenn wir an Energie im Sport denken, denken wir normalerweise an Kohlenhydrate. Neue Forschungsergebnisse (Studien von Pauly, Mahoney oder Addis) zeigen jedoch, dass Ribose eine noch wichtigere Energiequelle für Sportler sein könnte und vor allem kaum Probleme mit der Verdauung verursacht.

Ribose ist ein Fünffach-Zuckermolekül, das natürlich im Körper vorkommt und eine wichtige Rolle bei der Produktion von ATP, der Hauptenergiequelle des Körpers, spielt. Der Körper kann zwar geringe Mengen an Ribose selbst produzieren, aber bei intensiver körperlicher Betätigung kann der ATP-Bedarf die natürlichen Ribosereserven des Körpers schnell übersteigen.

Die Forscher Pauly, Mahoney oder auch Addis zeigten, dass die Einnahme von Ribose die ATP-Produktion steigert, was zu einem höheren Energieniveau und zu einer schnelleren Erholung führt. Aufgrund ihrer Rolle bei der Energieproduktion wird Ribose häufig von Sportlern und Bodybuildern als Nahrungsergänzungsmittel verwendet.

Ribose ist in zahlreichen Lebensmitteln enthalten, darunter Obst, Gemüse, Nüsse und Getreide. Manchmal wird sie auch zur Behandlung von Sodbrennen und anderen Verdauungsproblemen eingesetzt. Ob du Ribose über deine Ernährung oder über Nahrungsergänzungsmittel zu dir nimmst, Ribose ist ein wichtiger Bestandteil, um gesund zu bleiben und deinen Körper in Schwung zu halten.

DAS SOLLTEST DU AUS DIESEM KAPITEL MITNEHMEN

Wenn du dein Ess- und Trainingsprogramm ernst nimmst, dann weißt du, dass die Erholung genauso wichtig ist wie das eigentliche Training. Denn in der Erholungsphase regenerieren deine Muskeln und werden stärker.

- Was ist also der beste Weg, um eine schnelle Erholung zu gewährleisten?

20-40 Gramm Protein innerhalb von 90 Minuten nach dem Training sind für die Regeneration ideal. So kann dein Körper den Reparaturprozess so schnell wie möglich in Gang setzen. Es ist jedoch wichtig, dass du es mit dem Eiweiß nicht übertreibst; große Mengen (>40 Gramm) können Magen-Darm-Probleme verursachen.

Neben Eiweiß sind auch Kohlenhydrate ein wichtiger Bestandteil der Ernährung nach dem Training. Die Menge, die du brauchst, hängt von der Intensität und dem Umfang deiner Trainingseinheit ab. Wenn du zum Beispiel ein Training mit geringer Intensität absolvierst, brauchst du weniger Kohlenhydrate als jemand, der gerade ein hochintensives Training absolviert hat.

Komplexe Kohlenhydrate sind ein guter Energielieferant und sollten den Großteil deiner täglichen Zufuhr ausmachen. Und schließlich darfst du das Fett nicht vergessen! Auch wenn es oft verteufelt wird, ist Fett ein wesentlicher Bestandteil einer gesunden Ernährung. Es liefert Energie und hilft bei der Aufnahme von fettlöslichen Vitaminen.

Außerdem sind Omega-3-Fettsäuren gut für die Darmgesundheit. Achte nur darauf, dass du Transfette vermeidest, die negative Auswirkungen auf die Gesundheit haben können.

Die meisten Menschen wissen, dass sie mehr Obst und Gemüse essen sollten. Sie sind vollgepackt mit Vitaminen, Mineralien und anderen wichtigen Nährstoffen.

- Aber wusstest du, dass die Herkunft deines Obsts und Gemüses einen großen Unterschied im Nährstoffgehalt ausmachen kann?

Saisonale und regionale Produkte sind oft frischer und enthalten mehr Nährstoffe als Produkte, die über lange Strecken transportiert wurden. Und vergiss nicht die sekundären Pflanzenstoffe! Diese sekundären Pflanzenstoffe können einen großen Nutzen für die Gesundheit haben, indem sie Entzündungen reduzieren und Krebs bekämpfen.

Wenn es um die Flüssigkeitszufuhr geht, konzentrieren sich viele Menschen darauf, acht Gläser Wasser pro Tag zu trinken. Aber wusstest du, dass die Farbe des Urins ein hilfreicher Hinweis darauf sein kann, wie viel Flüssigkeit du trinken solltest?

Dunkelgelber Urin ist ein Zeichen dafür, dass du mehr Flüssigkeit zu dir nehmen solltest. Und es ist wichtig, dass du deine Flüssigkeitszufuhr über den Tag verteilst und nicht alles auf einmal trinkst. Neben Wasser können auch kalorienfreie Getränke wie Tee und Kaffee helfen, den Flüssigkeitshaushalt aufrechtzuerhalten.

Bei einer darmgesunden Ernährung geht es nicht nur darum, was du isst, sondern auch darum, wie du isst. Wenn du dein Essen gut kaust und in einer entspannten Umgebung ohne Ablenkung isst, kann dein Verdauungssystem seine Arbeit besser erledigen.

Apropos Verdauungssystem: Es ist wichtig, etwa 3-5 Mahlzeiten am Tag zu essen und keine Mahlzeiten auszulassen oder zu lange Pausen einzulegen. Regelmäßigkeit führt zu Gewohnheit, und wenn sich dein Körper daran gewöhnt, in regelmäßigen Abständen zu essen, fällt es ihm leichter, dies zu tun.

Vergiss nicht, dass es bei einer darmgesunden Ernährung nicht nur auf die richtigen Lebensmittel ankommt, sondern auch auf die richtige Menge dieser Lebensmittel. Ziel ist es, jede Woche 30 verschiedene pflanzliche Lebensmittel, 30 Gramm Ballaststoffe pro Tag, davon 15 Gramm resistente Stärke pro Tag, eine Portion Probiotika pro Tag und eine Portion Omega-3-Fettsäuren pro Tag aufzunehmen.

Wenn du diese einfachen Tipps befolgst, kannst du die Darmgesundheit fördern und dich dadurch über eine bessere allgemeine Gesundheit freuen.

UNSER DARM-ERFOLGS-CODE FÜR DICH

Fünf Schritte für deine Darmgesundheit. Unser Darm-Erfolgs-Code verschafft dir mehr Wohlbefinden und Leistung im Sport.

STEP 1
Gemüse so viel du schaffst

jeder deiner Teller sollte zur Hälfte aus Gemüse bestehen

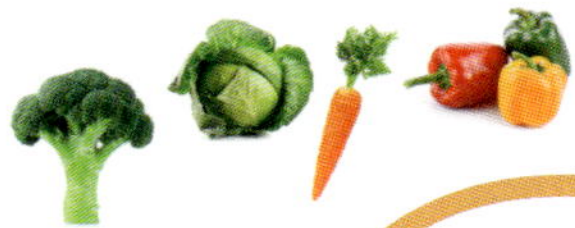

STEP 2
Omega 3 für den Darm

Jeden Tag eine Omega-3 Quelle

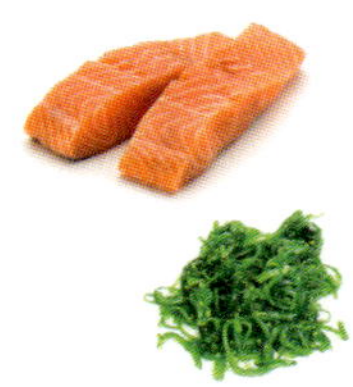

STEP 3
Fermetieren ist King

Jeden Tag eine Portion Fermentiertes

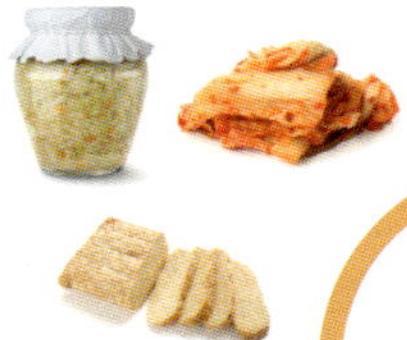

STEP 4
Täglich Probiotisch

Jeden Tag eine Portion Probiotika für deinen Darm

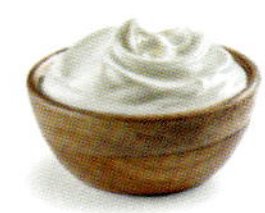

STEP 5
Mehr Ballaststoffe

Neben Gemüse, sind auch Obst, Nüsse und Samen wichtig für mehr lösliche Ballaststoffe in deinem Alltag. Denke auch an resistente Stärke!

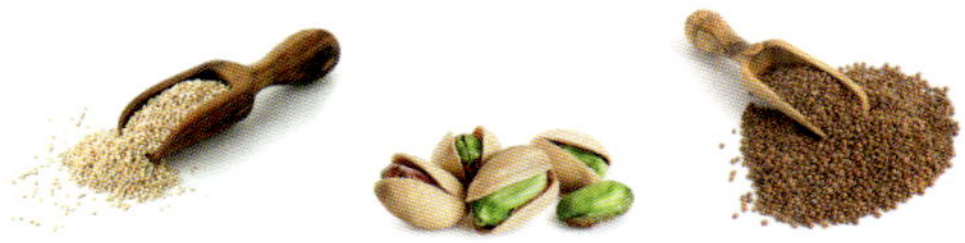

NACHWORT

Dieses Buch mit dem doch vielleicht speziellen Thema war uns eine Herzensangelegenheit. Obwohl es immer eine Herausforderung ist, ein Buch zu schreiben, während man „normal" weiterarbeitet, hat es uns so viel Freude bereitet, uns mit dem Thema Darmgesundheit bei Sportlern auseinanderzusetzen.

Und wie es immer so ist, noch während des Schreibens mussten wir entscheiden, was nehmen wir auf und was bleibt draußen. Das fällt nicht leicht und somit ist klar, dass dieses Buch kein allumfassendes Werk ist. Die nächste Auflage kann schon wieder ganz anders aussehen.

Wir hoffen, dass du viele Tipps mitnehmen konntest, viele wichtige Dinge erfahren hast, die dir helfen, deinen Alltag als Sportler darmgesund zu gestalten.

Wir wollen uns natürlich noch bei allen bedanken, die zum Gelingen des Buchs beigetragen haben. Allen voran natürlich unsere Familien, die uns oftmals entbehren mussten. Aber natürlich auch bei unseren VIPs, die uns exklusive Einblicke in ein doch nicht ganz alltägliches Thema gewährt haben.

ANHANG

DIE AUTOREN

Dr. Christina Steinbach

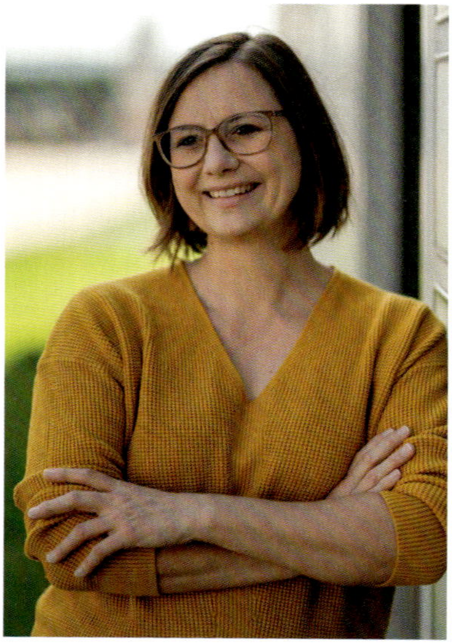

Dr. Christina Steinbach ist Ernährungswissenschaftlerin und arbeitet schon seit 2006 mit (Profi-)Athleten und Sportbegeisterten zusammen. Ob Hobby- oder Leistungssportler, sie coacht immer individuell mit dem Ziel, mehr Leistung, bessere Regeneration und weniger Verletzungen zu erreichen.

Sie hat ihre Leidenschaft zum Beruf gemacht. Seit 2009 ist sie Dozentin an verschiedenen Hochschulen und für verschiedene Verbände, unter anderem den DLV. Ihre fachlichen Schwerpunkte sind die Sporternährung, die Grundlagen der Ernährung und wissenschaftliches Arbeiten.

Sie liebt es, anderen ihre Freude an Ernährung und Sporternährung charmant und witzig zu vermitteln. Für Fragen stets ein offenes Ohr und immer wissenschaftlich fundiert mit ihrer Expertise. Diese Leidenschaft für das Thema Ernährung setzt sie auch vertrieblich in der Beratung von Unternehmen um. Ob Einzelaktion oder auch konzeptionelle Planungen über mehrere Jahre, mit viel Engagement und Motivation berät sie Unternehmer gezielt bei allen Vorhaben.

Dr. Georg Abel

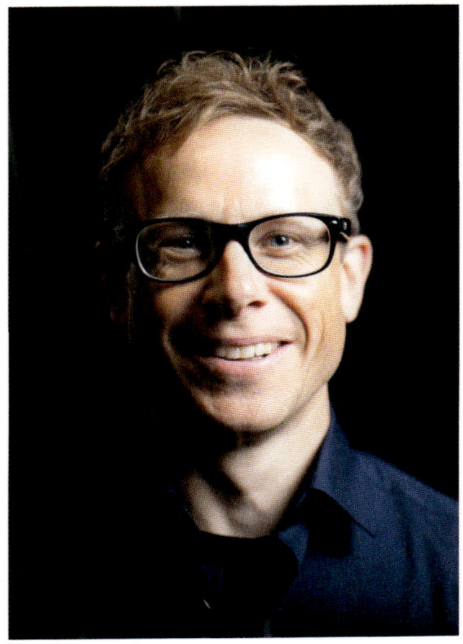

Dr. Georg Abel ist Ernährungswissenschaftler und war zunächst als wissenschaftlicher Mitarbeiter am Institut für Ernährungswissenschaft in Gießen mit dem fachlichen Schwerpunkt der intestinalen Mikrobiota und sekundäre Pflanzeninhaltsstoffe tätig. Im Anschluss war er als Professor an der Deutschen Hochschule für Prävention und Gesundheitsmanagement in Saarbrücken und an der BSA-Akademie tätig (2014-2019). Seine fachlichen Schwerpunkte liegen im interdisziplinären Bereich Ernährung, Biochemie und Sport. In diesem Rahmen ist er seit 2019 als Fachautor, Dozent und als Coach für Athleten tätig.

Er hat dabei immer das Ziel, einen individuellen, personalisierten Ansatz im Kontext gesunderhaltender und leistungsfördernder Ernährung und Training zu verfolgen und aktuelle wissenschaftliche Erkenntnisse mit alltags- und praxistauglichen Empfehlungen zu verbinden. Er selbst ist zudem leidenschaftlicher Triathlet und konnte sich seinen persönlichen Traum vom Start und Finish bei der Weltmeisterschaft im Triathlon auf Hawaii 2017 mit einer Zeit von unter 10 Stunden erfüllen.

LITERATUR

Addis, P. et al. (2012). Cellular protection during oxidative stress: A potential role for D-ribose and antioxidants. *J Diet Suppl., 9*(3),178-82.

Arumugam, M. et al. (2011). Enterotypes of the human gut microbiome. *Nature, 473,* 174-80.

Bachheti, R. K. et al. (2022). Prevention and treatment of cardiovascular diseases with plant Phytochemicals: A review. *Evid Based Complement Alternat Med,* 2022, 5741198.

Battistini, C., Ballan, R., Herkenhoff, M. E., Saad, S. M. I., & Sun, J. (2020). Vitamin D modulates intestinal Microbiota in inflammatory bowel Diseases. *Int J Mol Sci, 22*(1):362.

Bischoff, S. C. & Autenrieth, I. B. (2009). *Probiotika, Präbiotika und Synbiotika*. Thieme.

Braun, H., Carlsohn, A., & Großhauser, M. et al. (2019). Energiebedarf im Sport. Positionspapier der Arbeitsgruppe der Deutschen Gesellschaft für Ernährung e.V. (DGE). *Ernährungs Umschau international 66*(8), 146-153.

Bull, F. C. et al. (2020). World Health Organization 2020 guidelines on physical activity and sedentary behaviour. *British Journal of Sports Medicine, 54*, 1451-1462.

Burke, L. M., & Hawley, J. A. (2018). Swifter, higher, stronger: What's on the menu? *Science, 362* (6416), 781-787.

Burke, L., & Cox, G. (2010). *The complete guide to food for sports performance.* Allen & Unwin.

Burke, L., & Deakin, V. (2015). *Clinical sports nutrition.* McGraw-Hill Education, Australia.

Carlsohn, A., & Braun, H. et al. (2019). Mineralstoffe und Vitamine im Sport. Positionspapier der Arbeitsgruppe Sporternährung der Deutschen Gesellschaft für Ernährung e.V. (DGE). *Ernährungs Umschau international* (12), 250-257.

Clark, A., & Mach, N. (2016). Exercise-induced stress behavior, gut-microbiota-brain axis and diet: A systematic review for athletes. *J Int Soc Sports Nutr., 24*, 13.

Costantini, L., Molinari, R., Farinon, B., & Merendino, N. (2017). Impact of omega-3 fatty acids on the gut microbiota. *Int J Mol Sci, 18* (12), 2645.

Cryan, J. F. et al. (2019). The microbiota-gut-brain axis. *Physiol Rev, 99* (4): 1877-2013.

de Oliveira, E. P., Burini, R. C., & Jeukendrup, A. (2014). Gastrointestinal complaints during exercise: Prevalence, etiology, and nutritional recommendations. *Sports Med., 44* Suppl 1 (Suppl 1), 79-85.

Del Pozo, S. et al. (2022). Potential effects of sucralose and saccharin on gut microbiota: A review. *Nutrients, 14*(8), 1682.

DGVS (Deutsche Gesellschaft für Gastroenterologie, Verdauungs- und Stoffwechselkrankheiten). (2022). *Teuer und sinnlos: DGVS rät von Stuhltests zur Analyse des Darm-Mikrobioms ab.* Zugriff am 14.10.2022. Verfügbar unter: https://www.dgvs.de/pressemitteilungen/teuer-und-sinnlos-dgvs-raet-von-stuhltests-zur-analyse-des-darm-mikrobioms-ab/

Dimitrov, S., Hulteng, E., & Hong, S. (2017). Inflammation and exercise: Inhibition of monocytic intracellular TNF production by acute exercise via β2-adrenergic activation. *Brain Behav Immun, 61,* 60-68.

Eckburg, P. B. et al. (2005). Diversity of the human intestinal microbial flora. *Science, 308,* 1635-1638.

Europäische Health Claims Verordnung. https://eur-lex.europa.eu/legal-content/DE/TXT/PDF/?uri=CELEX:32006R1924&from=DE

Gleeson, M., Bishop, N., & Stensel, D. et al. (2011). The anti-inflammatory effects of exercise: Mechanisms and implications for the prevention and treatment of disease. *Nat Rev Immunol, 11*, 607-615.

González-Soltero, R. et al. (2020). Role of oral and gut microbiota in dietary nitrate metabolism and its impact on sports performance. *Nutrients, 12*(12): 3611.

Hauk, C. (2015). Überprüfung des Hydratationsstatus von Ausdauersportlern. *Ernährung im Fokus, 15.*

Hidalgo-Cantabrana, C. et al. (2017). Bifidobacteria and their health-promoting effects. *Microbiol Spectr., 5*(3).

Hopkins, M. J. et al. (2001). Age and disease related changes in intestinal bacterial populations assessed by cell culture, 16S rRNA abundance, and community cellular fatty acid profiles. *Gut, 48,* 198-205.

Hughes, R. L., & Holscher, H. D. (2021). Fueling gut microbes: A review of the interaction between diet, exercise, and the gut microbiota in athletes. *Adv Nutr., 12* (6), 2190-2215.

Hughes, R. L. (2020). A review of the role of the gut microbiome in personalized sports nutrition. *Front Nutr., 10*, 6, 191.

Jäger, R. et al. (2019). International Society of Sports Nutrition Position Stand: Probiotics. *J Int Soc Sports Nutr., 16*(1), 62.

Jeukendrup, A. E. (2017). Periodized nutrition for athletes. *Sports Med., 47* (Suppl. 1), 51-63.

Jeukendrup, A. E. (2017). Training the gut for athletes. *Sports Med, 47* (Suppl. 1), 101-110.

Jeukendrup, A., & Gleeson, M. (2018). *Sport nutrition. Human Kinetics.* Paperback.

Joyner, M. J., & Casey, D. P. (2015). Regulation of increased blood flow (hyperemia) to muscles during exercise: A hierarchy of competing physiological needs. *Physiol Rev., 95*(2), 549-601.

Killian, L. A., Muir, J. G., Barrett, J. S., Burd, N. A., & Lee, S. Y. (2021). High fermentable oligosaccharides, disaccharides, monosaccharides, and polyols (FODMAP) consumption among endurance athletes and relationship to gastrointestinal symptoms. *Front Nutr., 8.*

König, D., & Braun, H. et al. (2019). Kohlenhydrate in der Sporternährung. Positionspapier der Arbeitsgruppe Sporternährung der Deutschen Gesellschaft für Ernährung e.V. (DGE). *Ernährungs Umschau international (11)*, 228-235.

König, D., & Carlsohn, A. et al. (2020). Proteinzufuhr im Sport. Positionspapier der Arbeitsgruppe Sporternährung der Deutschen Gesellschaft für Ernährung e.V. (D GE). *Ernährungs Umschau international (07)*, 132-139.

Konopka, P. (2018). *Sporternährung: Grundlagen, Ernährungsstrategien, Leistungsförderung. München.* blv Verlag.

Lamprecht, M., & Holasek, S. (2017). *Lehrbuch der Sporternährung: Das wissenschaftlich fundierte Kompendium zur Ernährung im Sport.* Clax Verlag GmbH.

LeBlanc, J. G. et al. (2013). Bacteria as vitamin suppliers to their host: A gut microbiota perspective. *Curr Opin Biotechnol,* (2), 160-168.

Ley, R. E., Peterson, D. A., & Gordon, J. I. (2006). Ecological and evolutionary forces shaping microbial diversity in the human intestine. *Cell; 124,* 837-848.

Macfarlane, L., & Macfarlane, A. (2021). *The gut stuff: An empowering guide to your gut and ist microbes.*

Mahoney, D. E. et al. (2018). Understanding d-ribose and mitochondrial function. *Adv Biosci Clin Med., 6* (1), 1-5.

Marttinen, M. et al. (2020). Gut microbiota, probiotics and physical performance in athletes and physically active individuals. *Nutrients, 12*(10), 2936.

McDonald, D. et al. (2018). American gut: an open platform for citizen science microbiome research. *mSystems, 3*(3), e00031-18.

Menni, C. et al. (2017). Omega-3 fatty acids correlate with gut microbiome diversity and production of N-carbamylglutamate in middle aged and elderly women. *Sci Rep., 7*(1), 11079.

Merry, T. L., & Ristow, M. (2015). Do antioxidant supplements interfere with skeletal muscle adaptation to exercise training? *J Physiol., 594* (18), 5135-47.

Mohr, A. E. et al (2020). The athletic gut microbiota. *J Int Soc Sports Nutr., 17* (1), 24.

NIH (National Institute of Health) (2014). *Human microbiome project.* Zugriff am: 14.10.2022. Verfügbar unter http://commonfund.nih.gov/hmp/index

Murdaca, G. et al. (2021). Vitamin D and microbiota: Is there a link with allergies? *Int J Mol Sci., 22*(8), 4288.

ÖGSE Lambrecht & Holasek (Hrsg.). (2017). *Lehrbuch der Sporternährung.* CLAX Fachverlag GmbH.

Oosthuyse, T., Carstens, M., & Millen, A. M. (2015). Ingesting isomaltulose versus fructose-maltodextrin during prolonged moderate-heavy exercise increases fat oxidation but impairs gastrointestinal comfort and cycling performance. *Int J Sport Nutr Exerc Metab., 25*(5), 427-38.

Pannekoek, S., Wisse, V., & van der Stelt, T. (2019). *Eat like an athlete. Moderne Ernährungsstrategien für Sportler.* Aachen: Meyer & Meyer Verlag.

Przewłócka, K. et al. (2020). Gut-muscle axis exists and may affect skeletal muscle adaptation to training. *Nutrients, 12*(5), 1451.

Pauly, D. F. et al. (2000). D-Ribose as a supplement for cardiac energy metabolism. *J Cardiovasc Pharmacol Ther., 5*(4), 249-58.

Raschka, C., & Ruf, S. (2022). *Sport und Ernährung: Wissenschaftlich basierte Empfehlungen, Tipps und Ernährungspläne für die Praxis.* Thieme.

Rehrer, N. J., & Meijer, G. A. (1991). Biomechanical vibration of the abdominal region during running and bicycling. *J Sports Med Phys Fitness, 31*(2), 231-4.

Rinninella, E. et al. (2019). Food components and dietary habits: Keys for a healthy gut microbiota composition. *Nutrients, 11*(10), 2393.

Sanlier, N., & Bektesoglu, M. (2016). Migraine and biogenic amines. *Turk J Neurol., 22,* 44-50.

Scheiman, J. et al (2019). Meta-omics analysis of elite athletes identifies a performance-enhancing microbe that functions via lactate metabolism. *Nat Med., 25*(7), 1104-1109.

Schek, A., & Braun, H. et al. (2019). Fette in der Sporternährung. Positionspapier der Arbeitsgruppe Sporternährung der Deutschen Gesellschaft für Ernährung e.V. (DGE). *Ernährungs Umschau international (9)*, 182-189.

Sekirov, I., Russell, S. L., & Antunes, L. C. (2010). Gut microbiota in health and disease. *Physiol Rev., 90,* 859-904.

Singh, P., Rawat, A., Alwakeel, M., Sharif, E., & Al Khodor, S. (2020). The potential role of vitamin D supplementation as a gut microbiota modifier in healthy individuals. *Sci Rep., 10*(1), 21641.

Smith, K. A., Pugh, J. N., Duca, F. A., Close, G. L. & Ormsbee, M. J. (2021). Gastrointestinal pathophysiology during endurance exercise: Endocrine, microbiome, and nutritional influences. *Eur J Appl Physiol., 121 (10)*, 2657-2674.

Thomas, D. T., Erdman, K. A., & Burke, L. M. (2016). Position of the Academy of Nutrition and Dietetics, Dietitians of Canada, and the American College of Sports Medicine: Nutrition and Athletic Performance. *J Acad Nutr Diet.*

Tuovinen, J. J. et al. (2011). Intestinal microbiota in healthy adults: Temporal analysis reveals individual and common core and relation to intestinal symptoms. *PloS One; 6,* e23035.

Tigchelaar, E. F. et al. (2015). Cohort profile: LifeLines DEEP, a prospective, general population cohort study in the northern Netherlands: study design and baseline characteristics. *BMJ Open, 5*(8), e006772.

Viribay, A. et al. (2020). Effects of 120 g/h of carbohydrates intake during a mountain marathon on exercise-induced muscle damage in elite runners. *Nutrients, 12*(5), 1367.

Viribay, A. (2020). *The six phases for training the gut: From 0 to 120g/h carbohydrates.* Verfügbar unter: https://glut4science.com/publicaciones/ entrenamiento-nutricional/training-the-gut- phases-from-0-to-120-g-h-carbohydrate/93; 2020

von Schacky, C. (2018). Omega-3 Fettsäuren – Spiegel rauf im Leistungssport! *Sportärztezeitung* (01), 74-78.

Wilson, P. (2020). *The athlete's gut: The inside science of digestion, nutrition, and stomach distress.* Velo Press.

Yao, Y. et al. (2021). The role of microbiota in infant health: From early life to adulthood. *Front Immunol., 12,* 708472.

Zhang, S., Tian, J., Lei, M., Zhong, C., & Zhang, Y. (2022). Association between dietary fiber intake and atherosclerotic cardiovascular disease risk in adults: a cross-sectional study of 14,947 population based on the National Health and Nutrition Examination Surveys. *BMC Public Health, 22*(1), 1076.

Hilfreiche Internetadressen

Deutsche Zeitschrift für Sportmedizin https://www.zeitschrift-sportmedizin.de

Deutsches Institut für Sporternährung e.V., Bad Nauheim, https://www.dise.online

Jeukendrup, A. E. Mysportsciene Ltd. - evidenzbasierte Informationen und Forschungsergebnisse https://www.mysportscience.com

Kölner Liste https://koelnerliste.com

Nationale Anti Doping Agentur Deutschland, Bonn. www.nada.de

Swiss Sports Nutrition Society https://www.ssns.ch

BILDNACHWEIS

Coverfoto: © AdobeStock

Covergestaltung: Anja Elsen

Grafiken/Fotos Innenteil:

© AdobeStock: 14-15, 19, 24, 40, 45, 50-51, 55, 64, 65, 66, 95-96, 109, 111, 112, 116, 121, 124-125, 129, 131, 133, 135, 137, 138, 141, 142, 143, 150, 151, 153, 154, 155, 163

© Dpa - picture alliance: S, 10, 11 oben, 23, 31, 88, 98, 156

© Lisa Gerß: 11 unten, 100

© Berno Donath: 12, 85

© Stefanie Röhm: 41, 44, 70, 119

© Christina Obergföll: S. 35, 53, 126

Innenlayout & Umschlaggestaltung: Annika Naas

Satz: www.satzstudio-hilger.de

Lektorat: Dr. Irmgard Jaeger